慢性乙型肝炎病毒感染预防、关怀和治疗指南

Guidelines for the Prevention, Care and Treatment of Persons with Chronic Hepatitis B Infection

主　译　贾继东

副主译　魏　来　侯金林

人民卫生出版社

Guidelines for the prevention, care and treatment of persons with chronic hepatitis B infection

《慢性乙型肝炎病毒感染预防、关怀和治疗指南》
英文版由世界卫生组织 2015 年出版

图书在版编目(CIP)数据

慢性乙型肝炎病毒感染预防、关怀和治疗指南/瑞士世界卫生
组织主编；贾继东主译.—北京：人民卫生出版社，2016
ISBN 978-7-117-22969-2

Ⅰ.①慢… Ⅱ.①瑞… ②贾… Ⅲ.①乙型肝炎-防治-指南
Ⅳ.①R512.6-62

中国版本图书馆 CIP 数据核字(2016)第 176714 号

人卫智网　**www.ipmph.com**　医学教育、学术、考试、健康，
　　　　　　　　　　　　　　购书智慧智能综合服务平台
人卫官网　**www.pmph.com**　人卫官方资讯发布平台

慢性乙型肝炎病毒感染预防、关怀和治疗指南

主　　译：贾继东
出版发行：人民卫生出版社　(中继线 010-59780011)
地　　址：北京市朝阳区潘家园南里 19 号
邮　　编：100021
E - mail：pmph @ pmph.com
购书热线：010-59787592　010-59787584　010-65264830
印　　刷：北京铭成印刷有限公司
经　　销：新华书店
开　　本：787×1092　1/32　印张：7
字　　数：146 千字
版　　次：2016 年 8 月第 1 版　2016 年 8 月第 1 版第 1 次印刷
标准书号：ISBN 978-7-117-22969-2/R · 22970
定　　价：28.00 元
打击盗版举报电话：010-59787491　E-mail：WQ @ pmph.com
(凡属印装质量问题请与本社市场营销中心联系退换)

译　者

孙亚朦　首都医科大学附属北京友谊医院

崔祥华　首都医科大学附属北京友谊医院

郝瑞瑞　首都医科大学附属北京友谊医院

张　伟　首都医科大学附属北京友谊医院

汤　雯　首都医科大学附属北京友谊医院

鲁　沛　首都医科大学附属北京友谊医院

武　楠　北京大学人民医院肝病研究所

高莹卉　北京大学人民医院肝病研究所

杨　明　北京大学人民医院肝病研究所

黄　睿　北京大学人民医院肝病研究所

孙　剑　南方医科大学附属南方医院

胡晓云　南方医科大学附属南方医院

刘智泓　南方医科大学附属南方医院

申　笙　南方医科大学附属南方医院

徐　莹　南方医科大学附属南方医院

葛　军　南方医科大学附属南方医院

高雪萍　南方医科大学附属南方医院

王卫彬　南方医科大学附属南方医院

宁　玲　南方医科大学附属南方医院

吴耀波　南方医科大学附属南方医院

刘　宇　南方医科大学附属南方医院

朱小莹　南方医科大学附属南方医院

致　　谢

　　许多不同背景与专业的专家均对本指南的制订做出了贡献。世界卫生组织衷心地感谢他们付出的时间及支持。

指南制订专家组

　　指南制订专家组主席是 Olufunmilayo Lesi（拉格斯大学/拉格斯大学教学医院，尼日利亚）与 Brian McMahon（阿拉斯加本土部落健康协会，美国）。Nandi Siegfried（南非 Cochrane 中心，南非医学委员会）是制订本指南的方法学专家。

　　以下为指南制订专家组成员：

　　Priya Abraham（基督教医学院及医院，印度）；Avelin F Aghokeng（CREMER/IMPM/IRD 病毒实验室，喀麦隆）；Isabelle Andrieux-Meyer（无国界医师组织，瑞士）；Joan Block（乙型肝炎基金会，美国）；Milagros Davalos Moscol（埃德加多雷巴格利亚蒂医院，秘鲁）；Manal Hamdy El-Sayed（艾因夏姆斯大学，埃及）；Charles Gore（世界肝炎联盟，瑞士）；Kwang Hyub Han（延世大学，韩国）；贾继东（首都医科大学，中国）；Ahmed Khatib（卫生部，坦桑尼亚）；Giten Khwairakpam（TREAT Asia/amfAR，亚洲艾滋治疗组织，泰国）；Karine Lacombe（圣安东尼医院，巴黎大学，法国）；Nancy Leung（香港亚洲肝炎联盟，香港）；Anna Lok（密歇根大学，美国肝病学会，美国）；Ponsiano Ocama（马凯雷雷大学医学系，乌干达）；Huma Qureshi（巴基斯坦医学研究会，巴基斯坦）；Lewis

Roberts（梅奥医院，美国）；Edna Strauss（圣保罗大学，巴西）；Ali Sulaiman（印度尼西亚大学医学院，印度尼西亚）；Mark Thursz（帝国理工学院医学系）；Cihan Yurdaydin（安卡拉医科大学，土耳其）。

外部同行评议组

我们感谢下列专家审阅了最终的指南文件，并提出了宝贵意见。

Adele Benzaken（卫生部，巴西），Nikoloz Chkhartishvili（传染病艾滋病临床免疫研究中心，格鲁吉亚），Serge Eholie（Trichville 医院，科特迪瓦），Shaffiq Essajee（克林顿健康倡议组织，美国），Silvia Franceschi（国际癌症研究机构，法国），Nina Grundmann（国际药品制造商协会联合会，瑞士），Margaret Hellard（伯纳特研究所，澳大利亚），Karen Kyuregyan（卫生部，俄国），Seng Gee Lim（新加坡国立大学，新加坡），David Muljono（艾克曼分子生物研究所，印度尼西亚），Samuel So（斯坦福大学，美国），George Siberry（美国国立卫生院，美国），Mark Sonderup（开普敦大学格罗特舒尔医院，南非）；Vincent Soriano（拉巴斯自治大学医院，西班牙），Mihai Voiculescu（巴尔干肝炎学会，罗马尼亚），Gilles Wandeler（伯尔尼大学，瑞士）。

系统性评价的参与者

我们感谢以下研究者进行了系统评价、文献收集及GRADE 分析：Ivan Solà，David Rigau Comas（Iberoamericà Cochrane 中心，西班牙）；Victoria Wakefield，Charlotta Karner（英国医学杂志技术评估团队，伦敦，英国）；Emmanouil Tsochatz（Royal Free Sheila Sherlock 肝病中心/伦

敦大学学院肝脏消化健康研究所,伦敦大学学院/皇家自由医院,英国)。

我们感谢 Grammati Sarri 与 Jill Parnham(国家临床指南中心[NCGC],皇家内科学院,英国)所做的贡献,他们提供了技术支持,并与指南制订专家组分享了网络荟萃分析。

总协调人

Philippa Easterbrook(全球肝炎项目)负责协调本指南制订过程。

指导委员会

以下世界卫生组织人员组成了指南指导委员会:

Philippa Easterbrook,Stefan Wiktor,Tatsuya Yamashita(全球肝炎项目,HIV 部);Marco Vitoria,Nathan Shaffer,Jessica Markby,Annette Verster(HIV 部);Anita Sands,Ana Padilla(基本药物与健康产品);Neelam Dhingra-Kumar(血液安全);Ana Maria Henao Restrepo(免疫,疫苗及生物制剂);Benedetta Allegranzi,Selma Khamassi(注射安全);Ying-Ru Lo(艾滋病/性传播疾病,世界卫生组织西太平洋地区办公室)。

本指南由 Geoffrey Dusheiko(伦敦大学学院肝脏与消化健康研究所,Royal Free Hospital,英国)与 Philippa Easterbrook(全球肝炎项目,WHO)起草。Emmanouil Tsochatzis(Royal Free Sheila Sherlock 肝病中心/伦敦大学学院肝脏与消化健康研究所,伦敦大学学院/皇家自由医院,英国)、Huma Qureshi(巴基斯坦医学研究会,巴基斯坦)、Karine Lacombe(圣安东尼医院,巴黎大学,法国)也对指南起草做出了贡献。指南制订专家组、同行评议人员、世界卫生组织秘书处人员均审阅了指南草案并提出了修改意见。Bandana Malhotra 编辑了本指南。

我们也由衷地感谢以下顾问和实习生对指导委员会与指南订定专家组所给予的大力支持：Loannis Hodges-Mameletzis，Sarah Hess，and Zainab Hussain。我们也感谢作为本指南同行评议的其他 WHO 工作人员：Karen Hennesey（扩大免疫规划），Selma Khamassi（注射安全），Jessica Markby，Vincent Habiyambere，Francoise Renaud，Oyuntungalag Namjilsuren（艾滋病部），Annabel Baddeley，Haileyesus Getahun（结核部），Anita Sands（基本药物与健康产品），Vason Pinyowiwat（世界卫生组织东南亚办公室），Masaya Kato，Amitabh Suthar（世界卫生组织越南办公室），Nick Walsh（世界卫生组织西太平洋区办公室）。

资金
制订指南的资金来源于美国疾病控制与预防中心。

目　　录

缩写和缩略词

AFP	alpha-fetoprotein	甲胎蛋白
AIDS	acquired immunedeficiency syndrome	获得性免疫缺陷综合征
ALP	alkaline phosphatase	碱性磷酸酶
ALT	alanine aminotransferase	丙氨酸氨基转移酶
APRI	aspartatea minotransferase-to-platelet ratio index	天门冬氨酸氨基转移酶/血小板比值指数
ART	antiretroviral therapy	抗反转录病毒治疗
ARV	antiretroviral	抗反转录病毒药物
AST	aspartate aminotransferase	天门冬氨酸氨基转移酶
anti-HBc	hepatitis B core antibody	乙型肝炎核心抗体
anti-HBe	antibody to hepatitis B e antigen	乙型肝炎 e 抗体
anti-HBs	antibody to hepatitis B surface antigen	乙型肝炎表面抗体
ARFI	acoustic radiation force impulse	声辐射力脉冲成像技术
BMI	body mass index	体质量指数
CAPD	continuous ambulatory peritoneal dialysis	持续非卧床腹膜透析
cccDNA	covalently closed circular DNA	共价闭合环状 DNA
CG	Cockcroft-Gault Cockcroft-Gault	公式
CHB	chronic hepatitis B	慢性乙型肝炎
CI	confidence interval	置信区间
CrCl	creatinine clearance	肌酐清除率
DART	Development of Anti-Retroviral Therapy in Africa(trial)	非洲抗反转录病毒治疗发展项目

DTP	diphtheria-tetanus-pertussis (vaccination)	白喉-破伤风-百日咳三联疫苗
eGFR	estimated glomerular filtration rate	估算的肾小球滤过率
ELISA	enzyme-linkedimmunosorbent assay	酶联免疫吸附试验
FDA	(US)Food and Drug Administration	(美国)食品药品管理局
FIB-4	fibrosis-4 score	纤维化-4评分
GAVI Alliance	The Vaccine Alliance(formerly the Global Alliance for Vaccines and Immunization)	疫苗联盟(前身是全球疫苗免疫联盟)
GFR	glomerular filtration rate	肾小球滤过率
γGT	gamma glutamyl transpeptidase	γ-谷氨酰转肽酶
GRADE	Grading of Recommendations Assessment, Development and Evaluation	推荐分级的评估、制订与评价
HBcAg	hepatitis B core antigen	乙型肝炎核心抗原
HBeAg	hepatitis B eantigen	乙型肝炎e抗原
HBIG	hepatitis B immune globulin	乙型肝炎免疫球蛋白
HBsAg	hepatitis B surface antigen	乙型肝炎表面抗原
HBV	hepatitis B virus	乙型肝炎病毒
HCC	hepatocellular carcinoma	肝细胞癌
HCV	hepatitis C virus	丙型肝炎病毒
HDV	hepatitis D virus	丁型肝炎病毒
HIV	human immunodeficiency virus	人类免疫缺陷病毒
HR	hazard ratio	风险比
IFN	interferon	干扰素
INR	international normalized ratio	国际标准化比值

IVD	in-vitro diagnostic devices	体外诊断设备
LMICs	low-and middle-income countries	中低收入国家
MDRD	modification of diet in renal disease	肾脏病饮食改良研究
MRD	multidrug resistance-associated protein	多重耐药相关蛋白
NA	nucleos(t)ide analogue	核苷(酸)类似物
NAT	nucleic acid testing	核酸检测
NICE	National Institute of Health and Care Excellence	英国国家健康和医疗质量标准机构
NIT	non-invasive test	非侵入性检测
NMA	network meta-analysis	网络荟萃分析
OAT	organic anion transporter	有机阴离子转运体
OR	odds ratio	机会比
ORF	open reading frame	开放读码框
PCR	polymerase chain reaction	聚合酶链反应
PEG-IFN	pegylated interferon	聚乙二醇化干扰素
PI	protease inhibitor	蛋白酶抑制剂
PICO	population, intervention, comparison, outcomes	人群,干预,比较,结果
PICOT	population, intervention, comparison, outcomes, time	人群,干预,比较,结果,时间
PWID	people who inject drugs	注射毒品人群
RNA	ribonucleic acid	核糖核酸
RCT	randomized controlled trial	随机对照试验
RR	relative risk	相对风险
RUP	reuse prevention	防止重复使用
SAGE	(WHO) Strategic Advisory Group of Experts(WHO)	战略咨询专家组

3

SIGN	Safe Injection Global Network	安全注射全球网络
SIP	sharp injury prevention	预防锐器伤害
siRNA	short-interfering RNA	小干扰 RNA
STD	sexually transmitted disease	性传播疾病
ULN	upper limit of normal	正常值上限
UNAIDS	Joint United Nations Progra-mme on HIV/AIDS	联合国艾滋病规划署
UNODC	United Nations Office on Drugs and Crime	联合国毒品与犯罪办公室
WHO	World Health Organization	世界卫生组织
WHO ASSIST	Alcohol, Smoking and Sub-stance Involvement Screen-ing Test	世界卫生组织酒精、吸烟及精神活性物质筛查量表

抗病毒药物名称及缩略词

3TC	lamivudine	拉米夫定
ADV	adefovir	阿德福韦
EFV	efavirenz	依非韦伦
ETV	entecavir	恩替卡韦
FTC	emtricitabine	恩曲他滨
TAF	tenofovir alafenamide fumarate	替诺福韦艾拉酚胺富马酸酯
TBV	telbivudine	替比夫定
TDF	tenofovir disoproxil fumarate	富马酸替诺福韦酯

术 语 表

HBV 感染自然史

急性 HBV 感染   新发 HBV 感染，伴或不伴黄疸或其他症状。诊断依据是检测到乙型肝炎表面抗原（HBsAg）和乙型肝炎 IgM 型核心抗体（抗-HBc）。恢复期通常伴有 HBsAg 消失，以及血清学转换（针对乙型肝炎表面抗原的抗体出现），通常此过程在 3 个月内。

慢性 HBV 感染   定义为急性 HBV 感染后 HBsAg 持续阳性至少 6 个月。在本指南中，慢性 HBV 感染均采用慢性乙型肝炎（CHB）来表示。

免疫耐受期   感染后的高病毒复制阶段，见于出生时或幼儿期获得感染的 CHB 早期阶段。

免疫活动期   HBeAg 阳性，伴有转氨酶波动及高滴度 HBV DNA。可能发生 HBeAg 血清学转换（HBeAg 消失，anti-HBe 出现）。

非活动期（或免疫控制期）   CHB 的低病毒复制阶段，特点是 HBeAg 阴性、anti-HBe 阳性，丙氨酸氨基转移酶（ALT）正常，HBV DNA 水平小于 2000IU/ml。

HBeAg 血清学转换   HBeAg 消失，并伴 anti-HBe 出现。

HBeAg 阴性的 CHB（免疫逃逸期）   HBeAg 阴性，anti-HBe 阳性，伴不同水平的 HBV 复制及肝损伤。

HBsAg 血清学转换	HBsAg 消失,并伴 anti-HBs 出现。
HBeAg 逆转	既往 HBeAg 阴性的患者再次出现 HBeAg 阳性,常伴 HBV 复制增加。
肝硬化	肝脏疾病的晚期阶段,特点是广泛的肝纤维化、肝脏结节样改变、肝小叶结构变化及血循紊乱。
失代偿期肝硬化	出现并发症的肝硬化,包括黄疸、腹水、自发性细菌性腹膜炎、食管静脉曲张及破裂出血、肝性脑病、脓毒血症和肾衰竭。
肝细胞癌(HCC)	起源于肝细胞的肝脏原发性恶性肿瘤。

HBV 的血清学标志物

乙型肝炎表面抗原(HBsAg)	HBV 的包膜蛋白,可在急、慢性 HBV 感染者的血液中检出。
乙型肝炎核心抗原(HBcAg)	HBV 的核心蛋白,被 HBsAg 包裹,因此血清中较难检测到游离的 HBcAg。
乙型肝炎 e 抗原(HBeAg)	在 HBV 高复制阶段可检测到此病毒蛋白。HBeAg 阳性通常提示野生型病毒高水平复制,但并非病毒复制所必需。
乙型肝炎表面抗体(anti-HBs)	见于注射乙型肝炎疫苗后及急性 HBV 感染后的恢复期,提示对 HBV 存在免疫力或有既往感染史。
乙型肝炎 e 抗体(anti-HBe)	可在 HBV 低水平复制的个体中及 HBeAg 阴性 CHB(即不表达 HBeAg 的 HBV 感染)体内检测到。
乙型肝炎核心抗体(anti-HBc)	anti-HBc 不是中和性抗体,在急性和慢性 HBV 感染中均可检测到。

IgM anti-HBc	一种 anti-HBc 亚型,见于急性 HBV 感染,但在慢性活动性 HBV 感染者使用敏感试剂也可检测到。
IgG anti-HBc	一种 anti-HBc 亚型,可在既往或现症感染者中检测到。
隐匿性 HBV 感染	患者已清除 HBsAg,即 HBsAg 阴性,但 HBV DNA 存在持续低水平复制(<200IU/ml),大部分患者伴 anti-HBc 阳性。
治疗失败	分为原发性和继发性。 若有条件进行 HBV DNA 检测:原发性抗病毒治疗失败定义为,抗病毒治疗 3 个月 HBV DNA 下降幅度<$1\times\log_{10}$ IU/ml;继发性抗病毒治疗失败定义为,初始抗病毒治疗有效的患者(血清 HBV DNA 水平下降$\geqslant 1\log_{10}$ IU/ml),治疗过程中 HBV DNA 水平比最低点又上升$\geqslant 1\log_{10}$ IU/ml。 若没有条件进行 HBV DNA 检测:出现以下几点时需要考虑治疗失败及药物耐药:使用耐药率较高的药物且已证实或怀疑患者依从性较差,实验室检测如血清转氨酶升高,且/或存在疾病进展的证据。注意:ALT 水平升高出现较晚,是相对较差的预测耐药的指标。 抗病毒治疗失败可以通过对 HBV DNA 聚合酶进行测序,发现耐药相关的特异性基因序列而证实。

HBV 感染的评估与监测

| 丙氨酸氨基转移酶(ALT)和天门冬氨酸氨基转移酶(AST) | 细胞内酶,细胞损伤或死亡后被释放,反映肝细胞损伤情况。 |

HBV DNA	血清中的 HBV 病毒基因组,可以被定量检测。HBV DNA 与循环中的病毒颗粒水平相关。检测单位为 IU/ml 或 copies/ml。 1IU/ml 约为 5.3copies/ml,因此 copies/ml 除以 5 即可转换为 IU/ml(即 10 000copies/ml＝2000IU/ml;100 000copies/ml＝20 000IU/ml;1 million copies/ml＝200 000IU/ml)。本指南中所用的 HBV DNA 值均以 IU/ml 表示。病毒未检出是指 HBV DNA 水平低于实验室所用试剂的检测下限。灵敏的聚合酶链式反应的检测下限一般是 15IU/ml。
甲胎蛋白(AFP)	一种宿主细胞蛋白。肝细胞癌患者 AFP 水平升高。
ALT 水平持续异常或正常	CHB 患者的 ALT 水平经常波动,需要纵向监测以明确其变化趋势。一般男性 ALT 的正常上限为 30U/L,女性为 19U/L,应当采用当地实验室检测的正常值范围。ALT 水平的持续异常或正常定义为,6～12 个月内不定期或 12 个月内定期检测 ALT,三次高于或低于正常值上限。

肝纤维化的非侵入性检测

APRI	天门冬氨酸氨基转移酶/血小板比值指数是基于 AST 和 PLT 得出的简单指数,用于评价肝纤维化程度。 APRI 计算公式:APRI＝*(AST/ULN)×100)/血小板计数(10^9/L)。在线计算网址为:http://www.hepatitisc.uw.edu/page/clinical-calculators/apri

8

FIB-4	FIB-4 是根据 AST、ALT、PLT 及年龄计算得出的指数,用于评估肝纤维化程度,FIB-4 的计算公式:FIB-4＝(年龄(yr)×AST(IU/L))/(血小板计数(10^9/L×[ALT(IU/L)$^{1/2}$])。在线计算网址为:http://www.hepatitisc.uw.edu/page/clinical-calculators/fib-4
FibroTest (Fibro-Sure)	由 6 项血液学标志物得出的商品化生物学标志物检测指标,用于评估肝纤维化程度。
瞬时弹性成像(FibroScan)	通过测定低频振荡波在肝脏中的传播速度来评估肝脏硬度(肝纤维化的替代指标)的一项技术。

诊断试验的效能

阳性预测值(PPV)	诊断试验结果阳性者真正患病的概率。其预测值受人群中该病患病率的影响。
阴性预测值(NPV)	诊断试验结果阴性者实际不患该病的概率。
检测的灵敏度	在金标准诊断的全部患病病例中,诊断试验结果为阳性的病例所占的比例(即,真阳性数/(真阳性数＋假阴性数))。
检测的特异度	在金标准诊断的全部无病的受试者中,诊断试验结果为阴性的受试者所占的比例(即,真阴性数/(真阴性数＋假阳性数))。
真阴性(TN)	检测结果为阴性,且受试者实际未患病。
真阳性(TP)	检测结果为阳性,且患者实际患有该病。

假阴性（FN）　　　　检测结果为阴性，但受试者实际患有该病，这种
　　　　　　　　　　误判通常由试验或检测的不准确引起。

假阳性（FP）　　　　检测结果为阳性，但受试者实际未患病，这种误
　　　　　　　　　　判通常由试验或检测的不准确引起。

概　述

乙型肝炎病毒感染是由一种包膜 DNA 病毒——乙型肝炎病毒（hepatitis B virus，HBV）感染肝脏引起的肝细胞坏死和炎症。HBV 感染可以呈急性或慢性，其严重程度可从无症状到有症状，甚至进展性疾病。慢性乙型肝炎（chronic hepatitis B，CHB）的定义为乙型肝炎表面抗原（hepatitis B surface antigen，HBsAg）持续阳性 6 个月或以上，它是一个重要的公共卫生问题。目前全球约有 2.4 亿慢性感染患者，尤其在中低收入国家（low-and middle-income countries，LMICs）。CHB 的主要并发症为肝硬化和肝细胞癌（hepatocellular carcinoma，HCC）。20%～30%的慢性感染者会出现这些并发症，每年预计有 650 000 例患者死于 CHB。大部分患者并未意识到自己感染了 HBV，因此就诊时病情可能已至进展期。针对婴儿的乙肝疫苗普遍接种项目，包括在出生时接种第一针，已经有效地降低了许多乙型肝炎流行国家的乙型肝炎发病率和患病率。但这些项目只能在开展数十年后才能影响到 HBV 感染相关的死亡。

目前已有针对 HBV 的有效抗病毒药物，且已被证实可以抑制 HBV 复制、预防疾病进展至肝硬化，同时降低肝细胞癌和肝脏相关死亡风险。但对于大部分接受治疗者，现有的治疗手段不能清除病毒，因此可能需要终身治疗。此外，这些药物在中低收入国家尚未广泛可及和应用，因而无法及时

11

进行药物干预以阻止进展期肝病的发生。

本指南为首个针对 CHB 患者进行预防、关怀和治疗的世界卫生组织（WHO）指南，也是对近期发表的 WHO 丙型肝炎治疗指南的补充。与近期美国、欧洲、亚太地区和英国发布的国际性 CHB 诊疗指南不同，WHO 指南的主要受众是国家项目管理者，尤其是帮助中低收入国家建立规划并扩展乙型肝炎的预防、关怀和治疗。本指南也面向关护 CHB 患者的医务工作者。

推荐意见按照 CHB 患者连续关怀体系的结构编写[a]，首先对疾病分期和治疗指征评估，开始一线抗病毒治疗，对疾病进展、药物毒性及肝细胞癌发生的监测，到治疗失败时改用二线药物。建议涵盖了各年龄段及各种族成人患者、孕期和哺乳期女性、青少年、儿童和高危人群。

本指南第 5 章到第 10 章涵盖的建议，包括提倡应用简单的无创诊断方法评估肝病分期及治疗指征；优先治疗进展期肝病和存在高死亡风险患者；推荐首选高耐药屏障核苷（酸）类似物替诺福韦和恩替卡韦（2～11 岁儿童使用恩替卡韦）作为一线和二线治疗。本指南推荐肝硬化患者予以终身治疗，同时定期监测疾病进展、药物毒性和肝细胞癌的发生。此外，另有一章强调特殊人群的管理，包括合并感染人类免疫缺陷病毒（HIV）、丙型肝炎病毒（HCV）和丁型肝炎病毒（hepatitis D virus, HDV）的患者，儿童和青少年以及孕妇。

关于 HBV/HIV 合并感染者的治疗建议基于 WHO

---

[a]定义为急性 HBV 感染后乙型肝炎表面抗原持续阳性 6 个月或以上，本指南内的所有 CHB 均代指 HBV 的慢性感染。

2013 年发布的使用抗反转录病毒药物治疗和预防 HIV 感染的综合指南,该指南即将在 2015 年更新。由于干扰素或聚乙二醇干扰素治疗费用高、副作用明显且需要严密监测,在中低收入国家中应用有困难,因此本指南未将干扰素或聚乙二醇干扰素纳入抗病毒治疗方案。

第 10 章总结了现有的 WHO 相关指南中预防 HBV 传播的建议。包括通过为婴儿接种乙肝疫苗预防母婴传播和儿童早期 HBV 感染;通过补种疫苗和其他措施在注射毒品人群、男男性行为者及性工作者等高危人群中预防 HBV 感染;以及预防医疗机构内的 HBV 传播。指南同时强调了减少酒精摄入量以延缓 CHB 患者的肝病进展。

本指南未包括的一些重要议题,将会包括在计划于 2016 年制订和发布的针对 CHB/丙型肝炎共同感染患者的综合指南中。这些议题包括乙型肝炎和丙型肝炎的检测流程、筛查策略;丙型肝炎治疗建议的更新;急性乙型肝炎和丙型肝炎的诊断及管理以及进展期肝病的管理。乙肝疫苗的更新建议将于 2015 年由 WHO 免疫战略咨询专家组(Strategy Advisory Group of Experts on Immunization,SAGE)制订并发布。未来还需出台鼓励患者坚持治疗、提高抗病毒治疗依从性及改善肝炎患者关怀的操作性指南,后者包括与妇幼保健机构、结核病机构以及与艾滋病和药物依赖诊疗服务整合的机会。

本指南依照 WHO 指南审查委员会(Guidelines Review Committee)制订的流程起草。指南中的临床建议,是 2014 年 6 月由各地区代表组成的指南制订小组基于"推荐分级的评估、制订与评价"(简称 GRADE),经回顾文献证据编写而成。该方法包括评估证据质量、全面权衡利弊（个体及群体层面）、考虑患者/医务工作者价值观和偏好、资源利用、成本效益比及可行性。

和其他关于抗反转录病毒治疗的 WHO 指南一样，本指南基于公共卫生策略应用抗病毒药物治疗 CHB，考虑到了在各种资源受限的情况下应用本指南的可行性和效用，例如特殊检查方法如检测 HBV DNA 载量或用肝脏活检进行肝病分期等应用受限等情形。这一过程也发现了有助于指导未来研究方向的重要知识空缺。大部分证据基于来自亚洲、北美和西欧的研究，但来自撒哈拉以南非洲和儿童群体的数据严重缺乏。

这些建议提供了拯救生命、改善 CHB 患者临床结局、减少 HBV 传播、发病率和疾病歧视的机会，但它们同时也对中低收入国家的政策制定者和项目执行者提出了实际的挑战。第 12 章涵盖了如何在不同医疗系统中将关键性的建议应用于国家项目，强调了建立肝炎治疗项目所必需的决策和计划过程，包括 HBV 流行病学、卫生系统服务能力、实验室检测服务、药物及其他用品的供应系统、可利用的资金资源、伦理和人权考虑等各方面因素。对于目前严重缺乏诊断试剂、抗病毒药物以及适宜基础设施的中低收入国家，尤其是撒哈拉以南非洲而言，推广终身关怀和治疗 CHB 患者的项目存在很大的挑战。

对慢性乙型肝炎病毒感染[a] 者的建议汇总

第4章	基线时及随访中非侵入性诊断评估肝脏疾病分期
	● 推荐 APRI(天门冬氨酸氨基转移酶[AST]-血小板比值指数)作为资源受限地区评估成人是否存在肝硬化(APRI 评分＞2 分)的首选非侵入诊断方法。瞬时弹性成像(如 FibroScan)或 FibroTest 可在有此设备和经济条件允许的地区作为首选非侵入性诊断方法。(条件性推荐,低质量证据)

第5章	慢性乙型肝炎患者中需治疗与不需治疗的人群
需治疗人群:	● 需要优先治疗者:存在代偿期或失代偿期肝硬化证据(或成人患者 APRI 评分＞2 分)的所有成人、青少年和儿童 CHB 患者,无论其丙氨酸氨基转移酶(ALT)水平、乙型肝炎 e 抗原状态或 HBV DNA 水平如何,均需治疗。(强烈推荐,中等质量证据)
	● 对于无肝硬化证据(或成人患者 APRI 评分 ≤2 分)的成人 CHB 患者,若年龄大于 30 岁,同时 ALT 持续性升高,且存在 HBV 活跃复制证据(HBV DNA＞20 000IU/ml),无论其乙型肝炎 e 抗原如何,均推荐接受治疗。(强烈推荐,中等质量证据)
	若无法检测 HBV DNA:无论乙型肝炎 e 抗原状态如何,只要有 ALT 持续升高也可考虑治疗。(条件性推荐,低质量证据)

已有针对HBV/ HIV合并感染患者的推荐治疗建议[1]:	● 对于HBV/HIV合并感染者:所有存在严重慢性肝病证据者无论其CD4细胞计数多少均需开始抗病毒治疗;而所有CD4细胞计数≤500个/mm³者无论其肝病分期如何均需开始抗病毒治疗。(强烈推荐,低质量证据) [1]《使用抗反转录病毒药物治疗和预防HIV感染的综合指南:公共卫生方法建议》日内瓦,瑞士:世界卫生组织;2013。本指南即将在2015年更新。
不需要治疗, 但需继续监测者	● 对于无临床或其他肝硬化证据(或成人患者APRI评分≤2分)[3],ALT持续正常且HBV低水平复制(HBV DNA<2000IU/ml)的患者,无论其乙型肝炎e抗原状态或年龄大小,均不需立即治疗。(强烈推荐,低质量等级) ● 若无法检测HBV DNA:小于30岁且ALT持续正常的乙型肝炎e抗原阳性患者可推迟治疗(条件性推荐,低质量证据) 所有CHB患者均需要持续监测,尤其是当前不符合上述治疗指征或无需治疗标准的患者更需要监测,以决定未来是否需要行抗病毒治疗防止进展性肝病的发生。包括: ● 小于30岁且不存在肝硬化的患者,HBV DNA水平>20 000IU/ml,ALT持续正常。 ● 乙型肝炎e抗原阴性患者,HBV DNA水平波动在2000~20 000IU/ml,或ALT间断升高。 ● 若无法检测HBV DNA:小于30岁且不存在肝硬化的患者,ALT持续正常。

续表

第6章 慢性乙型肝炎一线抗病毒治疗	
	对于有抗病毒治疗指征的所有成人、青少年以及大于12岁的儿童CHB患者,推荐使用具有高耐药屏障的核苷(酸)类似物替诺福韦或恩替卡韦。2～11岁儿童推荐使用恩替卡韦。(强烈推荐,中等质量证据)
	● 低耐药屏障的核苷类似物(拉米夫定、阿德福韦或替比夫定)会引起药物耐药,因此不推荐使用(*强烈推荐,中等质量证据*)
目前针对HBV/HIV合并感染患者的建议[1]	●对于成人、青少年和3岁及以上儿童HBV/HIV合并感染患者,推荐替诺福韦＋拉米夫定(或恩曲他滨)＋依非韦仑固定剂量组合作为起始抗病毒治疗方案(*强烈推荐,中等质量证据*)
	[1]《使用抗反转录病毒药物治疗和预防HIV感染的综合指南:公共卫生方法建议》日内瓦,瑞士:世界卫生组织;2013。本指南即将在2015年更新。

第7章 治疗失败时的二线抗病毒药物	
	● 对于确诊或怀疑对拉米夫定、恩替卡韦或替比夫定耐药(如有既往用药史或原发无应答)患者,推荐改用替诺福韦。(*强烈推荐,低质量证据*)

第8章 何时停止治疗	
终身核苷类似物治疗	● 有临床肝硬化证据的所有患者(或成人患者ARPI评分>2分)需要终身服用核苷(酸)类似物治疗,由于存在复发风险,且一旦复发可引起严重慢加急性肝损伤,因此不应停药。(*强烈推荐,低质量证据*)

停药	● 仅可在以下特殊情况时考虑停止核苷类似物治疗： -无肝硬化临床证据的患者（或成人患者 APRI 评分≤2 分）。 -且能够进行长期密切随访以监测是否有活动性疾病。 -且出现乙型肝炎 e 抗原转阴及血清学转换为乙型肝炎 e 抗体（初始乙型肝炎 e 抗原阳性患者），并再继续治疗一年以上。 -且 ALT 持续正常及 HBV DNA 持续性低于检测限（若可以检测 *HBV DNA* 水平）。 *若无法检测 HBV DNA：且再继续治疗一年以上，出现乙型肝炎表面抗原持续转阴的患者可以考虑停止核苷类似物治疗，无论其治疗前乙型肝炎 e 抗原状态如何。（条件性推荐，低质量证据）*
再次治疗	● 停止核苷类似物后可能出现复发。如果有证据提示病毒再次活跃（乙型肝炎表面抗原或乙型肝炎 e 抗原转阳，ALT 水平升高，或 HBV DNA 可再次检出（*若可以检测 HBV DNA*），建议再次进行治疗。*（强烈推荐，低质量证据）*

第 9 章 监测

9.1：监测 CHB 患者治疗前、后及治疗时的病情进展和治疗应答情况

	以下几项至少每年监测一次： -ALT 水平（和 AST，以计算 APRI）、乙型肝炎表面抗原、乙型肝炎 e 抗原以及 HBV DNA（*若可进行 HBV DNA 检测*）。 -非侵入性检查（APRI 评分或 FibroScan）以评估基线无肝硬化的患者是否存在肝硬化。 -如果正接受治疗，应该定期监测患者依从性，且每次复诊时均监测。*（强烈推荐，中等质量证据）*

更频繁的监测	尚未达到抗病毒治疗标准的患者：
	● 以下患者需要更频繁地监测病情进展：ALT水平间断升高，HBV DNA水平波动于2000～20 000IU/ml（若可检测 *HBV DNA*），以及艾滋病合并感染患者。（条件性推荐，低质量证据） *治疗中的患者或中断治疗后患者：* ● 以下患者需要更频繁地治疗监测（治疗第1年，至少每3个月监测1次）：病情较重（代偿期或失代偿期肝硬化）；第1年治疗，需要评估治疗应答情况和患者依从性；对依从性有疑虑者；合并感染 HIV；以及中断治疗者。（条件性推荐，极低质量证据）
9.2：监测替诺福韦和恩替卡韦的毒性	
	● 所有患者开始抗病毒治疗前，应该检测基线肾功能并评估肾功能损害的基线风险。 ● 长期服用替诺福韦或恩替卡韦治疗的患者，应该每年监测肾功能，而儿童患者还应该监测其生长发育状况。（条件性推荐，非常低质量证据）
9.3：监测有无肝细胞癌（hepatocellular carcinoma，HCC）	
	● 建议以下患者每6个月常规腹部超声和甲胎蛋白检查，以监测肝细胞癌的发生： -有肝硬化者，无论年龄和其他风险因素。（*强烈推荐，低质量证据*） -有肝细胞癌家族史。（*强烈推荐，低质量证据*） -年龄40岁以上（根据当地肝细胞癌发病率，也可设定较低年龄）、没有肝硬化临床证据（或 APRI 评分≤2分），但 HBV DNA 水平＞2000IU/ml 者（若可检测 *HBV DNA*）。（*条件性推荐，低质量证据*）

第 10 章　预防

10.1：婴儿和新生儿乙肝疫苗接种	
关于婴儿和新生儿的现行建议[1]	● 所有婴儿出生后应该尽快注射第 1 针乙肝疫苗，24 小时内注射最好，随后注射 2～3 针。 [1]WHO.乙肝疫苗、每周流行病学建议 Hepatitis B vaccines. Wkly Epidemiol Rec,2009,84:405-420.

10.2：抗病毒治疗以预防母婴传播	
	● HBV 单独感染的孕妇：抗病毒治疗适应证同其他成年人，推荐使用替诺福韦。不建议常规抗病毒治疗以预防母婴传播。
关于感染 HIV 的孕妇和哺乳期妇女的现行建议[2]	● 对于感染 HIV 的孕妇和哺乳期妇女，包括处于孕早期的孕妇及育龄期妇女，推荐每日服用 1 次、替诺福韦＋拉米夫定（或恩曲他滨）＋依非韦仑固定剂量组合作为一线抗反转录病毒治疗。该建议适用于终身治疗者以及为了预防母婴传播而开始抗病毒治疗然后停药者。（*强烈推荐，低-中等质量证据*） [2]《使用抗反转录病毒药物治疗和预防 HIV 感染的综合指南：公共卫生方法建议》日内瓦，瑞士：WHO；2013。本指南即将在 2015 年更新。

WHO 建议的慢性乙型肝炎感染者管理流程图

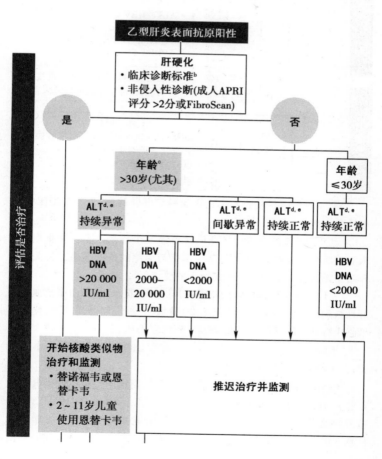

WHO 建议的慢性乙型肝炎感染者管理流程图

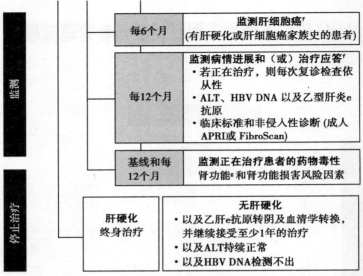

NITs：非侵入性检查；ALT：丙氨酸氨基转移酶；APRI：AST/血小板计数比指数

[a] 定义为乙型肝炎表面抗原阳性持续 6 个月及以上。该流程图并未涵盖所有可能的情况，但包括了治疗与监测的主要策略。相关章节介绍了无法检测 HBV DNA 情况下的建议

[b] 失代偿期肝硬化的临床特征：门脉高压（腹水、静脉曲张出血以及肝性脑病）、凝血障碍或肝功能不全（黄疸）。进展期肝病/肝硬化的其他临床特征包括：肝大、脾大、瘙痒、乏力、关节痛、肝掌以及水肿

[c] 年龄大于 30 岁临界值并非绝对，有些 CHB 患者尽管年龄小于 30 岁，但可能也满足抗病毒治疗标准

[d] CHB 患者 ALT 水平会有波动，需要长期纵向监测以明确其变化趋势。ALT 正常上限定义为男性低于 30U/L；女性低于 19U/L，但应参考当地实验室的正常范围。持续正常/异常可定义为 6～12 个月内任意 3 次 ALT 结果低于或大于正常上限，或 12 个月内固定间隔 3 次

ALT 结果低于或大于正常上限

[e] 如果无法检测 HBV DNA,治疗可基于持续异常的 ALT 水平,但应该排除其他 ALT 持续升高的常见病因,如糖耐量受损、脂质代谢紊乱以及脂肪肝

[f] 所有 CHB 患者皆需定期监测病情活动/进展情况以及肝细胞癌的发生,而且停止治疗后,应监测病情有无再活动。以下患者需要更频繁地监测:进展期肝病患者;第 1 年治疗者;对依从性有疑虑者;ALT 异常及 HBV DNA 水平>2000IU/ml,尚未治疗者

[g] 开始治疗前应该评估肾功能(血肌酐水平、估算肾小球滤过率、尿液试纸检测蛋白尿和糖尿)和肾功能损害的危险因素[失代偿期肝硬化、肌酐清除率<50ml/min、血压控制较差、蛋白尿、未控制的糖尿病、活动性肾小球肾炎、肾毒性药物、实体器官移植、年龄较大、BMI<18.5kg/m² (或体重<50kg)、为治疗艾滋病而使用肾毒性药物或蛋白酶抑制剂(PI)增强剂]。肾功能损害风险高者应该更频繁地监测

基于一体化连续关怀服务的指南框架

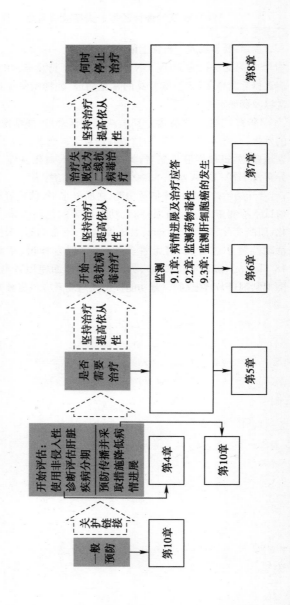

1. 引　言

1.1　目标

有关 CHB 和丙型肝炎感染的现行指南,主要由国家和国际医学学术团体制订,其治疗主要涉及生活在高收入国家的人群。2014 年,世界卫生组织(World Health Organization,WHO)颁发了首个针对中低收入国家(low-and middle-income countries,LMICs)丙型肝炎病毒(hepatitis C virus,HCV)感染者治疗的循证指南[1]。本指南是关于预防、关护和治疗慢性乙型肝炎病毒(hepatitis B virus,HBV)感染的首个 WHO 指南,CHB 感染的定义为血清乙型肝炎表面抗原(hepatitis B surface antigen,HBsAg)持续阳性 6 个月或以上。本指南为中低收入国家建立和加强乙型肝炎治疗项目提供了框架,对一些高收入国家也有一定的参考意义[2]。尽管大多数推荐意见是关于治疗的,也有些建议涉及患者评估、监测和一般关护等医疗关护的全过程。将来会对这些建议进行酌情更新和修订。

本指南不包括的一些重要议题,将涵盖于 2016 年底制订并发表的计划中关于 CHB 和丙型肝炎患者的治疗管理的综合指南。除了纳入目前的治疗规范,这些指南还将会包括乙型肝炎及丙型肝炎筛查的检测流程和策略、进展期肝病的管理,以及急性乙型肝炎和丙型肝炎的诊断和管理。本指南未将普通干扰素(interferon,IFN)或聚乙二醇干扰素(pegylated interferon，PEG-IFN)ᵃ 纳入抗病毒治疗方案。尽管干扰素有其优势，如有限的疗程、可能较高的乙型肝炎表面抗原清除率，但干扰素需要注射给药且需严密监测，而且价格高、使用不便、患者耐受性较低，因而不适于在资源有限的情形下应用。另外，干扰素不能用于小于 1 岁的婴儿以及孕妇。

1.2　相关的 WHO 资料和指南

本指南旨在补充现有关于通过接种乙型肝炎疫苗以及提高血液和注射安全性对乙型肝炎进行一级预防的 WHO 指南，而且对注射毒品人群（persons who inject drugs，PWID）和其他脆弱群体如感染人类免疫缺陷病毒（human immunodeficiency virus，HIV）者在内的指南也是一个补充指导。现行 WHO 指南包括：通过对新生儿接种乙型肝炎疫苗预防围生期和儿童早期 HBV 感染[3]；HBV/HIV 合并感染人群的抗反转录病毒治疗（antiretroviral therapy，ARVs）指南（该指南将于 2015 年更新)[4]；预防措施，包括对注射毒品人群、男男性行为者以及性工作者[6-8]在内的主要重点人群补种疫苗[5]，以及医疗保健机构中的 HBV 感染的预防[9-11]。最近，WHO 丙型肝炎治疗指南推荐减少酒精的饮用量，进而减缓肝病的进展[1]。新 WHO 指南推荐，在免疫接种时使用自毁式注射器，以及注射治疗时使用带有安全设计的装置，包括防止再用（reuse prevention，RUP)注射器和预防锐器伤（sharp injury prevention，SIP)装置，这些建议将于 2015 年初发表。

1.3　目标受众

本指南旨在协助中低收入国家卫生部门决策者制订全国性乙型肝炎预防与治疗计划、政策以及本国治疗指南。另外,组织乙型肝炎治疗方案和筛查工作的非政府机构和卫生专业人员也可能参考本指南的要点。该指南对治疗乙型肝炎的临床工作者也会有很大帮助。

1.4　指导原则

WHO 的总体目标是尽可能地使全体人民达到最高的健康水平。本指南的制订以此目标和联合国世界人权宣言为核心理念[12]。病毒性肝炎感染人群可能来自难以得到适当医疗保健的弱势或边缘群体,而且可能受到歧视和标签化。因而,本指南和依此而定的政策必需包括保护基本人权的内容,包括隐私权和决定是否接受筛查及治疗 HBV 感染的知情决策权。

公共卫生策略

和关于艾滋病的现行 WHO 指南一样,本指南基于公共卫生策略以扩大对 HBV 感染的抗病毒治疗[13]。该公共卫生策略旨在通过采用简化和标准化的方法,确保在群体水平上尽可能广泛地获得高品质的服务,并在实施最成熟的标准医疗与在资源受限的环境下大规模实施的可行性之间取得平衡。

促进人权和公平获得医疗保健

获得医疗保健是一项基本人权,同样适用于男人、妇女和儿童,无论其性别、种族、性取向、社会经济地位或行为方式,包括毒品使用。促进人权和公平获得 HBV 预防、治疗、护理和支持是本指南的核心指导原则。HBV 感染者也可能来自社会经济地位低下,以及医疗保健缺乏的弱势群体,或者来自被边缘化或标签化的群体,如注射毒品人群、男男性行为者、移民、土著人或囚犯。一般而言,HBV 的治疗方案需要确保因病情严重而亟需治疗者,以及孕妇、儿童和弱势群体能够得到治疗,而且应该在标签化和歧视程度最小的环境中治疗。另外,在进行 HBV 检测和开始实施抗病毒治疗前,应该获取患者的知情同意。应采取足够的防范措施,以确保患者的隐私权。

由于受到资源和卫生体系的限制,一些国家在落实这些对 CHB 患者的关护和治疗建议时,可能面临重大挑战。其中一个重要挑战是如何确保病情最重的患者优先得到治疗。每个国家都需要规划自己的方案来确保其他关护和治疗项目,如针对 HIV 抗反转录病毒治疗项目不会受到干扰,而且扩大的可及性应该更公平和公正。

提供服务

为了给 CHB 患者提供优质的筛查、关护和治疗服务,需要经过适当培训的工作人员便于监测的设施,特别是对于正在接受治疗的患者。对乙型肝炎治疗设施的具体要求取决于所处具体情形,但至少需要能够监测治疗效果的合适实验室以及适当的药物供应。在质量管理体系下运行的检测服务,是提供高质量检验所必要的。保护隐私和使用非强制性方法是临床实践规范的基本原则。

根据当地情况实施

应该根据当地情况,如全国 HBV 流行病学、卫生体系与实验室的服务能力、药物和其他物品的供应系统、可用财政资源、卫生体系的组织构架和服务能力，以及各种干预措施的预期成本-效益比，来实施本指南中的推荐意见。本指南的第12章介绍了建立肝炎治疗项目中的决策和规划，以及国家规划制定者在实施主要推荐意见过程中的相关问题。

2. 制订指南的方法学及流程

2.1 WHO 指南制订流程

本 WHO 指南的制订遵循了 2012 年颁布的 WHO 指南制订手册中有关标准指南的建议[1]。同时也遵循了推荐分级的评估、制订与评价(GRADE)框架[2-11](表 2.1 和表 2.2)。首先,指南制订小组的组成确保各个利益相关方的参与,包括代表慢性肝炎患者组织的成员、倡导者、研究者、临床工作者及项目管理者。选择制订指南的成员时,还考虑到了地区代表性和性别均衡性。在开始谋划和计划阶段,凝练出了与中低收入国家乙肝患者的关怀和治疗连续过程中最相关的问题,并确定了患者的重要结局。对每个问题均按照 PICO 结构展开(人群、干预、比较干预、临床结局),且对每个研究问题均确定了患者的重要结局(详见 PICO 问题的网页附录1)。根据对患者的重要性,将临床结局进行修正和分级[3]。

为解决所研究问题和患者的重要结局,委托外部专家对原始文献进行系统评价和 meta-分析。根据回答相关研究问题所需证据及已有证据,确定文献纳入和排除标准(如研究设计、样本量及随访时间)。网页附录 2 列举了搜索策略和证据总结。

根据以下标准评估、降低或提升证据质量。根据以下几项降低证据质量:①偏倚风险(使用 Cochrane 偏倚风险评估工具),包括发表偏倚;②结果不一致或有异质性;③间接证据(实际研究人群并非想要研究的人群);④精确度不够。相反,若无降级因素,则可提升证据质量,或者符合以下三项标准中的任意一项:①效应值很大;②剂量-效应关系;③对研究结果不利的残余混杂因素(例如,若某研究中的偏倚可降低预估的明显干预效果)。基于现行证据的评定方法,将证据质量分为高、中等、低、极低四级(知识点 2.1)。每个研究结局的证据质量概况将被录入 GRADE 软件(GRADEpro3.6)(见网页附录 2)。

知识点 2.1　利用 GRADE 系统评估证据质量和推荐强度

　　GRADE 将证据质量与建议强度分开表述

　　证据质量是指对所报道的疗效估计值足以支持一个具体建议的信心程度。GRADE 系统将证据质量分为高、中等、低、极低四级[4-10]。随机对照试验(RCTs)初步被列为高质量证据,但可能由于存在偏倚风险、研究结果不一致、间接证据、精确度不够以及存在发表偏倚而被降级。观察性研究初步被列为低质量证据,但若其疗效显著;多项研究结果均一致;证据显示存在剂量-效应关系;或存在各种可能导致疗效显著性降低的偏倚时[10],则其证据的等级可能被提高。证据质量越高,建议可能越强。

　　推荐强度反映了指南制订小组对建议的正面效果超过潜在负面效果的信心程度。以下因素可影响建议的强弱:证据质量、利弊权衡、价值观和意愿、可用资源和干预的可行性(表 2.2)。

GRADE 系统将建议强度分为"强烈推荐"和"条件性推荐"[11]两类。当遵循某建议的利大于弊时,指南制订小组将其列为强烈推荐。当遵循某建议利可能大于弊,但利弊关系不确定时,指南制订小组将其列为条件性推荐。条件性推荐的含义是,尽管大多数人或多数环境下,会采纳该建议,但仍有很多人不会采纳,或仅在特定情况下采纳该意见。

采取条件性推荐的原因如下:缺乏高质量证据;不精确的结局评估;个人价值观和意愿的不确定性;获益较小;获益可能不抵所付成本(包括实施建议的花费)。

表 2.1 证据质量的 GRADE 分级[4-10]

证据级别	阐述
高质量	进一步研究不大可能改变我们对该疗效评估结果的信心
中等质量	进一步研究有可能对我们对该疗效评估结果的信心产生重要影响
低质量	进一步研究很有可能影响该疗效评估结果,且该评估结果很可能改变
极低质量	任何疗效评估结果都很不确定

表 2.2 确定建议强度中需考虑的重要问题

项目	阐述
利与弊	正面结果(利)需要与负面结果(弊)相权衡比较。利越大于弊,该干预措施越可能是强建议

项目	阐述
价值观和意愿（可接受性）	若某建议可被广泛接受或高度认可,则其可能是强建议。相反,若某建议不可能被接受,则其很可能是条件性推荐
花费和财政影响（资源利用）	若某干预措施的花费较低(金钱、基础设施、设备或人力资源方面)或成本-效益比较大,则其可能是强建议
可行性	若某项干预措施能够在期望作用很大的人群中实施,则其可能是强建议

指南制订小组在 2014 年 6 月的会议上,讲解了针对每个 PICO 问题(见网页附录 1)的系统评价结果及证据情况(见网页附录 2),以确保理解并同意该评分标准。指南制订小组还根据现有证据及所邀请外部专家所做的讲解,对药物的可及性、诊断与药物的花费进行了评估。然后,根据证据的整体质量,以及对利弊关系、价值观和意愿、资源影响的考虑,制订了建议(表 2.2)。然而,尚无正式的调查阐述患者或医疗工作者对这些所推荐干预措施的接受程度,因而只能通过与指南制订小组成员讨论,进而评估其可接受性。建议的强度被分为强(小组认为某干预措施的利大于弊)和条件性(小组认为某干预措施利可能大于弊)两类。然后全体小组形成建议并进行最终文字修改。随后评估了实施这些建议的条件需求,并确定了尚需进一步的研究的领域和课题。

2014 年 7 月的电话会议一致通过了最后的建议。在指南制订小组所有成员的评论和问题均解决后,指南制订小组起草了指南草稿文件，并将其发给指南制订小组成员。将有关成员对第一版草稿提出的建议整合至第二版草稿后，再次发给指南制订小组成员、WHO 指导小组以及外部同行评审。该文件经过进一步修订以解决他们的评论、建议，但不再对建议和内容范围进行修改。

2.2 角色

指南制订小组协助制提出了 PICO 问题（详见网页附录 1），审阅了证据质量（见网页附录 2），提出并同意了建议的措辞，而且评阅了所有的指南文件草案。同行评审专家审阅了指南文件的草案，提出建议和编辑意见。

指南的方法学家确保 GRADE 框架在指南制订过程中适当实施。其工作包括审阅 PICO 问题，以确保系统综述的全面性及质量，并准备证据资料和决策表。方法学家们还对指南制订小组起草推荐建议及对强度分级进行指导。

2.3 利益冲突的管理

与 WHO 政策一致，指南制订小组的所有成员和同行评议者均填写并提交 WHO 利益声明表（包括参加咨询和顾问专家组、接受研究支持和经费投资），以及在必要时提供研究利益与科研工作活动的汇总表。WHO 秘书处会审核、评估每个成员提交的利益声明，并在 2014 年 6 月指南制订小组会议上提交了一份总结（见网页附录 3）。WHO 秘书处尤其关注从生产治疗乙肝药物的公司（例如，吉利德公司生产的替诺福韦酯）接受独家大量和主要经费支持的情况。秘书处发现没有指南编写组的任何成员是专属于某一家制药公司的顾问会成员、接受其咨询费或接受其研究基金资助。有一个委员接受过吉利德公司的研究经费,但是用于基于社区的筛查项目,与治疗无关。因此,秘书处得出结论认为,没有任何委员需要在会议期间制订建议时需要回避。WHO 秘书处也认可了同行评议组公开透明的经济利益冲突声明,认为没有人需要回避评议过程。

2.4 指南的发布和监测实施

本指南将在 2015 年 3 月召开的亚太肝病学会年会上发布,届时将有约 5000 名肝炎关护领域的人员参会。本指南也将可从 WHO 网站发布,并提供其他相关网站链接,而且会翻译成联合国其他官方语言。秘书处人员将与 WHO 地区办公室负责肝炎部门协调以确保指南能传播至 WHO 各国办事处和卫生部,以及重要的国际、地区和国家协作中心(例如,民间团体、基金会、捐赠机构)和国家规划项目。为支持各国实施指南,我们将开发附加工具。

本指南的实施情况将以本指南被纳入国家治疗指南的国家数量来评估。这将通过两年一次的调查来进行监测,这也是形成病毒性肝炎预防及控制 WHO 全球政策报告的基础。在未来,将通过监测慢性乙型肝炎治疗的人数来估量本指南的效果。但是现在尚没有能够收集国家层面有关信息的监测系统。

3. 背　景

3.1　流行病学与疾病负担

乙型肝炎感染是由一种包膜 DNA 病毒——乙型肝炎病毒(hepatitis B virus,HBV)感染肝脏所引起的肝细胞坏死和炎症。HBV 感染可呈急性或慢性,其严重程度可从无症状或轻度到重度或少见的急性重型肝炎[1]。急性乙型肝炎常表现为肝细胞急性炎症坏死的自限性疾病,病死率为 0.5%～1%[1]。慢性乙型肝炎(chronic hepatitis B,CHB)感染[a] 包括一系列疾病,其定义为持续 HBV 感染(全血或血清可检出乙型肝炎表面抗原[HBsAg]持续 6 个月以上),伴或不伴相关活动性病毒复制和肝细胞损伤及炎症的证据[1]。年龄是决定感染慢性化的重要危险因素(图 3.1)。慢性化常见于新生儿期(90%的乙型肝炎 e 抗原[HBeAg]阳性母亲所生新生儿)以及年龄小于 5 岁的幼儿期(20%～60%)的急性期感染后,但是在成人期获得感染者很少发生慢性化[2,3]。世界范围内,CHB 患者大多数是在出生时或婴幼儿期所感染。

慢性 HBV 感染的疾病谱和自然史多种多样。在一些人中,CHB 呈非活动性,不会导致明显的肝脏疾病。在其他人中,则可能引起进展性肝纤维化,导致肝硬化、终末期

---

[a] 术语慢性乙型肝炎在本指南中代表慢性乙型肝炎感染。

肝病,而且发生肝细胞癌(hepatocelluar carcinoma,HCC)的风险明显增加,这一风险可独立于肝硬化的发生,并通常在最初感染后许多年后才发生[4]。有关未经治疗的 CHB 患者的纵向研究显示,其 5 年累积肝硬化发生风险为 8%～20%[2-6]。在已发生肝硬化的患者中,每年肝功能失代偿的发生风险约为 20%[7],乙型肝炎相关 HCC 每年发生率较高,从<1% 至 5%[7]。未治疗的失代偿期肝硬化预后差,5 年生存率为 15%～40%[5,7,8]。多种宿主和病毒因素,尤其是合并感染 HIV、HCV、HDV,以及其他危险因素如饮酒,可能会增加疾病进展的比例和 HCC 发生的风险[2,3,5,6]。

据估计,世界范围内 20 亿人有 HBV 既往或现症感染的证据,其中 2.4 亿人是 CHB 表面抗原(HBsAg)携带者[9]。年龄特异性 HBsAg 血清流行率在各地理区域具有明显的差异,在撒哈拉以南非洲、东亚、巴尔干半岛的部分地区、太平洋岛屿以及南美洲的亚马逊盆地的流行率最高(>5%)。流行率在 2% 以下见于中美洲、北美和西欧地区(图 3.2)[9]。总体上,几乎全球 50% 的人口生活在高流行区。WHO 的 CHB 负担估计将会在 2015 年更新。HBV 感染可能会表现为 HBeAg-阳性或-阴性乙型肝炎。由于 HBV 感染人群的老龄化,HBeAg 阴性乙型肝炎流行率在过去几十年逐渐增高,占据了某些地区包括欧洲在内的大部分病例数[10]。

在全世界范围内,据估计每年大约 650 000 人死于 CHB 并发症。总体上,HBV 所导致的 HCC 占 45%,而 HBV 所导致的肝硬化占 30%,在中低收入国家中所占比例更高[11,12]。HCC占男性死亡原因的前三位,尤其是在东南亚地区[13]。在亚洲和大多数其他地区,HCC和肝硬化的发生率在35～40岁以下年龄组较低,但是过了该年龄以后则呈指数增长[12]。然而,在非洲、阿拉斯加西部农村和亚马逊,感染HBV的儿童、年轻男性成年的HCC发生率也很高[12,13]。以肝脏疾病导致寿命损伤年计算,HBV感染还造成高收入国家以及中低收入国家的严重经济负担,占肝移植原因的5%～10%[4,5]。

　　世界上许多国家,在出生时或婴幼儿期就注射乙肝疫苗[15]。过去几十年,这一策略有效地降低了大多数流行地区乙型肝炎的发病率和流行率[9,12],但是在采取婴儿普遍免疫以后的20～40年内,对终末期肝病或HCC发病率将不会有大的影响。

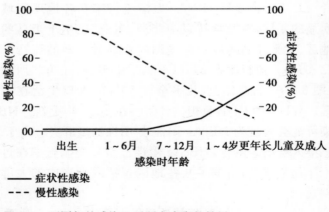

图 3.1　不同年龄感染乙型肝炎病毒的结局

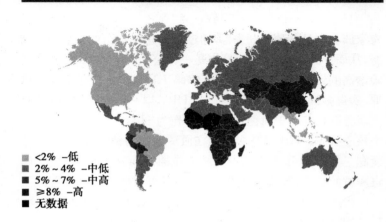

乙肝感染的流行率，5～9岁儿童，2005年

- <2% –低
- 2%～4% –中低
- 5%～7% –中高
- ≥8% –高
- 无数据

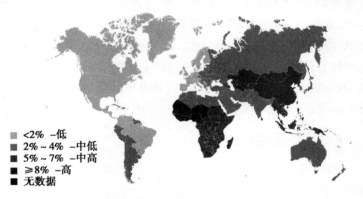

乙肝感染的流行率，19～49岁成人，2005年

- <2% –低
- 2%～4% –中低
- 5%～7% –中高
- ≥8% –高
- 无数据

图 3.2　全球乙型肝炎感染地理分布[9]

3.2 病毒学

HBV 是已知感染人类的最小病毒之一,属于嗜肝 DNA 病毒家族。它是一种嗜肝病毒,通过免疫介导杀伤被感染的肝细胞,从而导致肝损伤。HBV 也是一种公认的导致 HCC 发生风险增高的致癌病毒。其基因组编码 HBsAg、乙型肝炎核心抗原、病毒多聚酶和 HBx 蛋白[16]。HBV 以一个直径 42nm 的双壳病毒颗粒存在于血循环中,其外壳为 HBsAg、内壳为乙型肝炎核心抗原。HBV DNA 可以在血清中检测到,用以监测病毒复制。与 HBsAg 和乙型肝炎核心抗原不同,HBeAg 不属于病毒颗粒的结构,但是在血清可作为一种可溶性蛋白而检测到。

世界范围内,已发现因基因组序列具有 8% 以上差异的 HBV 基因型至少有九种(A-I)[16-18]。感染基因型 C、F 者的 HCC 发生率更高(与基因型 B 或 D 相比),在南部非洲地区感染基因 A 某些亚型者的 HCC 发生率也更高,但在撒哈拉以南非洲地区黄曲霉素暴露可能也起一定作用。对所有 HBV 基因型,抗病毒治疗都同样有效,而且均可以通过注射 HBV 疫苗来预防感染。在 HBeAg 阴性 CHB 患者中已鉴定出前核心区存在许多自发突变(前核心区突变),这些突变阻碍 HBeAg 的合成[19]。不同 HBV 基因型的前核心区突变流行率不同,但是该突变在肝脏疾病中的作用尚不清楚。

3.3 传播途径

HBV 主要通过皮肤、黏膜暴露于被感染的血液以及各种体液如唾液、月经血液、阴道分泌物、精液而传播,这些物质都曾被怀疑是人类传播的载体[20]。乙型肝炎可以通过性传播,尤其容易发生于未接种疫苗的男男性行为、有多个性伴侣或接触性工作者的异性性行为。少于 5% 的成人期感染可导致慢性肝炎。内科、外科以及牙科操作中意外暴露于少量被感染的血液、体液,使用被感染血液污染的剃须刀及类似物品,使用消毒不充分的注射器和针头,经静脉和经皮滥用毒品、文身、打孔以及针灸都可能导致病毒传播。

围生期传播:在世界许多地方,围生期传播是 HBV 传播的主要途径,在一些地区尤其是中国和东南亚,也是维持感染人群的主要原因。如果不采取任何预防措施,大部分有病毒血症的母亲,尤其是 HBeAg 阳性者,在分娩时或分娩后短时间内将病毒传播给他们的孩子[21]。如果母亲在妊娠中晚期或分娩后 2 个月内有急性乙型肝炎,围生期感染的风险也很高。尽管 HBV 能在宫内感染胎儿,但是这似乎并不常见,且一般与产前出血和胎盘剥离有关。围生期感染(不超过 6 月龄)导致慢性感染的风险为 90%,而 6 月龄至 5 岁感染导致慢性感染的风险率则下降至 20%～60%[21,22](图 3.1)。

水平传播,包括家庭内、家族内传播,尤其是儿童之间传播,也是很重要的传播方式。至少 50% 的儿童感染不能归咎于母婴传播,在许多高流行地区,在开展新生儿免疫之前的流行高峰在 7～14 岁儿童中间[23]。

3.4　慢性乙型肝炎的自然史

CHB 的自然史是一个复杂、动态的过程,经过数个可识别的分期但呈非线性进展(表 3.1)。"免疫耐受期"、"免疫活动期"、"免疫控制期"及"免疫逃逸期"常用于描述这些不同的分期,但是越来越认识到这些分期并无充分的免疫学资料支持[24]。这些分期的持续时间变异较大，并不一定按顺序出现，而且并不总是与抗病毒治疗的标准和指征直接相关。

表 3.1　慢性乙型肝炎的分期

分期	HBeAg 血清学状态	模式	治疗指征
1. "免疫耐受"期	HBeAg 阳性	● 该阶段见于许多 HBeAg 阳性儿童和青年人，尤其是出生时感染者 ● HBV DNA 高水平复制（HBV DNA＞200 000IU/ml） ● ALT 持续正常 ● 组织学轻微改变	通常无需治疗，但是需监测
2. "免疫活动"期（HBeAg 阳性[a] 慢性肝炎）	HBeAg 阳性；可能会转为乙型肝炎 e 抗体	● ALT 异常或间断异常 ● HBV 复制水平高或波动（HBV DNA＞2000IU/ml） ● 组织学出现炎症坏死 ● 可能出现 HBeAg 向乙型肝炎 e 抗体血清学转换，ALT 正常，导致"免疫控制"期	需要治疗
3. 非活动性慢性肝炎"免疫控制"期（以前被称为非活动性携带者）	HBeAg 阴性，乙型肝炎 e 抗体阳性	● ALT 持续正常 ● HBV DNA 低或不可测（HBV DNA＜2000IU/ml） ● 肝硬化和 HCC 的风险降低 ● 可能发生 HBeAg 阴性慢性肝炎	通常无需治疗，但是需监测再激活以及 HCC

42

续表

分期	HBeAg 血清学状态	模式	治疗指征
4. "免疫逃逸" （ HBeAg 阴性 慢性肝炎）	HBeAg 阴性， 伴或不伴乙型 肝炎 e 抗体 阳性	● HBeAg 阴性、乙型肝炎 e 抗体阳性 ● ALT 正常(持续或间断 正常) ● 中度至高度 HBV 复制 水平(HBV DNA>20 000 IU/ml) ● 年龄较大患者出现进展 性疾病(肝纤维化/肝硬 化)的风险尤其高	需要治疗
5. "再活动"期 或"慢加急性肝 炎"	HBeAg 阳性 或阴性	● 可以自发出现或因化疗 或免疫抑制治疗、感染 HIV 或移植、抗病毒药发 生耐药或停用抗病毒药而 诱发 ● ALT 正常 ● 中等程度至高度 HBV 复制 ● 如果 HBeAg 阴性，可 能发生血清学逆转为 HBeAg 阳性 ● 如有肝硬化，发生失代 偿风险高	需要治疗

ALT,丙氨酸氨基转移酶;anti-HBe,乙型肝炎 e 抗体,HBeAg,乙型肝炎 e
抗原;HCC,肝细胞癌

ᵃ不是所有人在 HBeAg 血清学转换后都进入非活动期,多达 20% 会直接从
HBeAg 阳性免疫活动期进展至乙型肝炎 e 抗体阳性免疫逃逸期

慢性乙型肝炎的分期[3-7]

1. 免疫耐受期最常见于围生期或婴幼儿期获得感染的 HBsAg 阳性儿童和青年人。本期常持续至青年期,也可能在围生期感染后持续 10～30 年。其典型表现为:血清 HBeAg 阳性,高水平的 HBV DNA 复制(常大于 200 000IU/ml),ALT 水平可能正常或仅轻度升高。肝脏炎症很轻微,没有纤维化或纤维化进展缓慢,HBeAg 自发转阴率低。

2. 常常紧随其后的是伴有活动性肝脏炎症的 HBeAg 阳性免疫活动期。其血清 ALT 水平异常或波动,常伴有 HBV DNA 水平不同程度降低。可能会有肝炎的症状,可有更严重的肝炎和纤维化的组织学证据。本期可能持续数周至数年,可成功地发生由 HBeAg 阳性到乙型肝炎 e 抗体的血清转换。血清转氨酶增高以及感染基因型 D、A、F 和(亚洲)B 者,血清学转换率较高。

3. 非复制或非活动性免疫控制期(以前被称为非活动性携带期)见于成功地发生 HBeAg 血清学转换为乙型肝炎 e 抗体之后,每年 10%～15%HBeAg 阳性患者发生血清学转换。一旦 HBeAg 被清除,疾病可能会消退,肝纤维化轻微进展,血清 ALT 水平恢复正常,HBV DNA 水平极低或不可测(小于 2000IU/ml)。在发生明显肝脏疾病之前,年轻的时候发生 HBeAg 血清学转换,预后较好,可明显降低肝硬化和肝癌的风险。但是,在一部分患者中活动性病毒复制可以再次出现。

4. 除了 HBeAg 阳性慢性肝炎,5%～15%处于非活动性携带状态的 HBeAg 阴性、乙型肝炎 e 抗体阳性患者出现 HBeAg 阴性("免疫逃逸-突变")慢性活动性肝炎[8,25,26]。这

44

些患者的 HBeAg 不可测(以及乙型肝炎 e 抗体可测),因为病毒的前核心区或基础核心启动区突变导致 HBV 变异,不表达 HBeAg。这代表疾病的后一期,一般见于老年人,其过程可变,血清 ALT 水平和 HBV DNA 水平异常或波动,坏死炎症改变,更快进展为肝硬化(年发生率为 8%～20%)。

5. HBV 再激活可能会自然发生或者由于癌症化疗以及其他免疫抑制治疗启动,可能会引起致命性慢加急性肝炎,因此需要预先经验性应用核苷类似物(NA)治疗。隐性 HBV 感染(定义为患者血中 HBsAg 不可测,但是肝脏中 HBV DNA 持续存在)也可通过延长的化疗或免疫抑制治疗再激活。隐性感染个体可能也是 HBV 地方性流行的中低收入国家的采供血机构中新发感染的一个重要来源,这些国家把 HBsAg 作为捐献者唯一的感染标志。如果应用强力的免疫抑制药物,已清除 HBsAg 以及 HBV DNA 阴性但是乙型肝炎 c 抗体阳性的患者可能会发生再激活。

3.5　诊断与分期

对 HBsAg 阳性者应进行常规评估以指导管理及决定是否需要治疗[27,28]。评估内容主要包括:HBV 感染的其他血清学标志物(HBeAg);检测转氨酶水平以了解肝脏炎症情况;定量检测 HBV DNA 水平;通过 APRI(AST-血小板比值指数)、瞬时弹性成像(如 FibroScan)或 FibroTest 等无创性方法对肝纤维化程度进行分期。

HBV 血清学标志物

既往 HBV 感染的特点为乙型肝炎表面抗体以及乙型肝炎核心抗体阳性。通过注射疫苗而对 HBV 形成免疫者则表现为仅乙型肝炎表面抗体阳性。CHB 指 HBsAg 持续阳性超过 6 个月。近来,HBsAg 定量检测被推荐用于鉴别非活动性 HBsAg 携带者与活动性肝炎[29]。

HBeAg:HBsAg 阳性人群还需明确其处于 HBeAg 阳性期还是 HBeAg 阴性期(表 3.1)。由于患者的 HBeAg 水平可随时间变化,因此所有患者均需进行终身监测。对于 CHB 患者,HBeAg 阳性常意味着 HBV 复制活跃并具有高度传染性。部分患者可出现自发好转,表现为 HBeAg 血清学转换(出现乙型肝炎 e 抗体)、HBV 复制下降、ALT 恢复正常。自发好转的患者预后良好,无需治疗。HBeAg 也可用于监测患者治疗的应答情况,如 HBeAg 阳性患者出现 HBeAg 血清学转换同时伴有 HBV DNA 持续未检出者可考虑停止治疗。但是即使接受强效 NA,这种情况也较少出现。部分患者 HBeAg 阴性、乙型肝炎 e 抗体阳性,但仍存在 HBV 活跃复制,这可能与 HBV 变异或前 C 区突变从而导致 HBeAg 不能生成有关。

HBV 感染病毒学评估

通过实时定量聚合酶链反应(PCR)可定量检测血清 HBV DNA 水平,后者与疾病的进展具有相关性[27,28,30],可用于鉴别慢性非活动性感染与 HBeAg 阴性活动性肝炎,并有助于判定患者是否需要治疗以及随后的疗效监测。建议患者在数月或更长的时间内对 HBV DNA 进行连续监测,但是目前对于判断非活动性疾病或决定开始治疗的 HBV DNA 阈值尚未达成共识[28]。HBV DNA 水平是监测抗病毒治疗的应答情况的最好指标,如在治疗期间 HBV DNA 水平升高提示可能出现了耐药突变。WHO 现已推出 HBV

46

DNA 浓度的标准单位[31,32]。为保证可比性，血清 HBV DNA 水平应以 IU/ml 为标准单位；如以 copies/ml 为单位，在大多数常用试剂盒中所检测到的数值除以 5 后可近似转换为 IU/ml（如 10 000 copies/ml＝2000IU/ml，100 000 copies/ml＝20 000IU/ml，1000 000 copies/ml＝200 000IU/ml）。在评估抗病毒治疗疗效时，同一个患者应使用相同的试剂来检测 HBV DNA。在资源受限地区，HBV DNA 检测的可及性仍然较差。

肝脏疾病严重程度的评估

全面的评估包括临床评估有无肝硬化以及肝硬化失代偿的临床表现，检测血清胆红素、白蛋白、ALT、AST、碱性磷酸酶（ALP）、凝血酶原时间以及全血细胞计数，包括血小板计数。其他的常规检查包括应用超声、甲胎蛋白（AFP）定期筛查 HCC；对肝硬化患者进行内镜检查以了解静脉曲张情况。

肝脏酶学检测：转氨酶水平可能会有波动，单次检测 ALT 及 AST 并不能反映疾病的严重程度。一般情况下，ALT 水平高于 AST 水平，但当疾病进展为肝硬化后，AST/ALT 比值会出现逆转。血清白蛋白、胆红素、血小板计数以及凝血酶原时间检查可反映肝脏合成功能和（或）门脉高压程度[27,28]。失代偿性肝硬化的特征性表现包括进行性血清白蛋白水平下降、胆红素水平升高、凝血酶原时间延长。

肝活检：肝活检可确定肝脏炎症坏死及纤维化程度，并协助判断是否需要治疗。现已有几种肝脏组织学评分系统用于评估炎症坏死活动度以及纤维化分期。但肝活检仍存在下列不足之处：存在取样误差，报告具有主观性，费用高，存在出血以及气胸风险,患者不适,在中低收入国家操作者需要进行相关培训,且对基础设施有一定要求。CHB 的肝组织病理学特征主要取决于疾病的分期、宿主免疫应答以及病毒复制程度。

非侵入性诊断(NITs)(可见第 4 章:应用无创诊断评估肝脏疾病分期):无创诊断方法可替代肝活检对肝脏疾病严重程度进行评估,这一点已在成人 CHB 患者中得到证实。全血及血清纤维化标志物(包括 APRI、FIB-4)、商品化标志物如 FibroTest 可用于预测严重纤维化,瞬时弹性成像(如 FibroScan)可用于排除严重纤维化[33-35]。

3.6　筛查

大多数国际指南推荐对高危人群进行 HBsAg 筛查,对存在感染风险且未产生免疫力的人群应接种乙型肝炎疫苗。这些人群主要包括:CHB 患者的家庭成员以及性接触者、HIV 感染者、注射毒品人群(PWID)、男男性行为者、性工作者以及其他人群如土著人、囚犯或变性人。根据 WHO 的建议[36],对血液及器官捐献者,特别是在中低收入国家,也应筛查 HBsAg 以及其他血源性传播病原体以防止 HBV 传播。在美国及欧洲,建议对来自流行国家的移民进行人群筛查[37,38]。对于中低收入国家 HBsAg 的筛查目前尚缺乏更多的指导意见[39]。WHO 拟在 2016 年出版乙型肝炎以及丙型肝炎的综合指南,其中包括 HBV 以及 HCV 感染筛查的策略及流程。

3.7　通过疫苗接种预防感染(可见 10.1 婴儿和新生儿乙肝疫苗接种以及 10.2 抗病毒治疗以预防 HBV 母婴传播)

应用基因重组疫苗预防 HBV 感染已超过 20 年。初次乙型肝炎免疫方案包括三次疫苗注射。在对婴儿进行预防接种,特别是在出生后 24 小时内注射第一针乙肝疫苗,随后再注射至少两次乙肝疫苗,预防 HBV 感染以及减少 HBV 传播的有效率可达 90%～95%。WHO 推荐所有婴儿均应进行乙肝疫苗接种,在婴儿出生后应尽快注射第一针乙肝疫苗[15]。在部分地区,通过实施婴儿接种计划已显著降低儿童 CHB 的流行率。少部分接种后的儿童(5%～10%)对疫苗应答差,至成人后仍对 HBV 感染具有易感性。在中低度流行国家,大龄儿童、青少年以及成人的急、慢性感染也可能造成较大的卫生负担。需补种疫苗及采取其他预防策略的目标人群包括:青少年、HBsAg 阳性患者的家庭成员以及性接触者、HBV 感染高风险人群如注射毒品人群(PWID)、男男性行为者以及多个性伴侣者。

3.8　抗病毒治疗

尽管疫苗接种可有效地预防 HBV 感染,但对存在疾病进展高风险的 CHB 患者进行治疗以减少 CHB 相关发病率也非常重要。在过去的 30 年,随着普通干扰素、聚乙二醇化干扰素以及核苷(酸)类似物的相继应用,CHB 的治疗效果不断改善。目前,在高收入国家有七种抗病毒药物(拉米夫定、阿德福韦、恩替卡韦、替比夫定、替诺福韦、恩曲他滨、普通干扰素以及聚乙二醇化干扰素)被批准用于 CHB 的治疗,并已被证实可延缓肝硬化的进展,降低 HCC 发病率,改善长期预后(表 3.2)。尽管所有的核苷(酸)类似物均作用于 HBV 聚合酶,但其作用机制存在一定区别:阿德福韦抑制反转录的启动;拉米夫定、恩曲他滨以及替诺福韦抑制病毒负链合成;恩替卡韦则抑制 HBV 复制的三个主要阶段。除了作用机制不同外,其药代动力学、抗病毒活性以及耐药类型亦有所不同[40]。尽管核苷(酸)类似物可有效地抑制 HBV 复制,但它们很少能清除 HBsAg 从而治愈本病。因此,目前绝大多数患者需要长期(可能是终身)接受治疗。

核苷(酸)类似物相对于干扰素的优点在于副作用少、给药方便(一天一片,口服)。而干扰素相对于核苷(酸)类似物的主要优点在于无耐药风险、HBeAg 以及 HBsAg 转阴率更高。但是干扰素存在许多不足之处:治疗应答率低(低于50%)、费用高、需要注射给药、副作用多;这些弊端限制了其在多数患者中的应用,尤其是在资源贫乏地区。此外,干扰素治疗还存在一系列相对以及绝对禁忌证,包括失代偿肝硬化、脾功能亢进、甲状腺疾病、自身免疫性疾病、严重冠状动脉疾病、肾移植术后、妊娠、癫痫、精神疾病、合并使用某些药物、视网膜疾病、血小板减少症、白细胞减少症。妊娠妇女以及小于 1 岁的婴儿也不能应用干扰素治疗。

一些国际组织制订了 CHB 治疗指南[39-41],但对于治疗开始的最佳时机仍存在争议。一般来说,治疗的目标人群包括合并中重度肝脏炎症和(或)纤维化以及病毒高复制水平的 CHB 患者,因为他们进展为肝硬化和 HCC 的风险较高。肝脏炎症或纤维化程度较轻者治疗中的获益目前尚不明确。

如果病毒复制得到抑制,则肝脏慢性炎症也会有所改善,从而降低肝硬化以及 HCC 的风险,但一般情况下需要终身治疗。乙型肝炎的肝外表现如肾小球肾炎、结节性多动脉炎经治疗后也可改善。

　　新的治疗策略:替诺福韦艾拉酚胺富马酸酯(tenofovir alafenamide fumarate,TAF)是一种口服利用度较高的替诺福韦前体药物,它可提高替诺福韦及其活性二磷酸代谢产物进入淋巴细胞及肝细胞的转运效率,从而减少替诺福韦的剂量,使其毒性副作用最小化[42,43]。目前,TAF 的临床研究尚在进行中[41]。还有其他研究正致力于研发新的药物通过清除 HBV 的所有复制形式,包括共价闭合环状 DNA(cccD-NA),进而治愈 HBV。广义的抗病毒治疗策略包括:直接针对被感染细胞的靶向药物,以及可提高 HBV 特异性适应性免疫应答或激活肝内固有免疫的新型免疫治疗方案。目前,正在研究中的新分子包括病毒进入抑制剂、小干扰 RNA(SiRNA)以及衣壳抑制剂。

　　WHO 拟于 2016 出版的肝炎关护、治疗综合指南中包括对中低收入国家严重以及失代偿性肝脏疾病诊治的建议。

表 3.2　抗乙型肝炎病毒感染的抗病毒药物(按疗效以及耐药屏障排序)

抗病毒药物	抗 HBV 效能	耐药屏障	抗 HIV 活性	费用
干扰素	中等	不适用	中等	高
替诺福韦	高	高	高	低(在香港及其他亚洲国家高)
恩替卡韦	高	高	弱	高

续表

抗病毒药物	抗 HBV 效能	耐药屏障	抗 HIV 活性	费用
恩曲他滨	中等	低	高	低
替比夫定	高	低	不明确	高
拉米夫定	中-高	低	高	低
阿德福韦	低	中等	无(剂量为 10mg 时)	高

3.9　特殊人群

合并感染 HIV、HDV、HCV 以及 TB 者(见 11.1：特殊人群的诊治意见：合并感染)

HBV、HIV、HCV 以及 HDV 有共同的传播途径。一般情况下,同时感染或序贯感染这些病毒可导致肝脏疾病更重、进展更快,肝硬化、HCC 发生率以及病死率更高。

HBV/HIV 合并感染(见 11.1.1：HBV/HIV 合并感染)

西方国家队列研究结果发现,合并感染 HIV 对 HBV 感染自然病程的几乎各个方面均有显著影响。相较于未合并 HIV 感染人群,合并感染可导致:包括急性 HBV 感染后慢性化概率升高,HBV 高水平复制,HBV 再活化概率升高,自发清除率下降,隐性感染概率升高(血清 HBsAg 阴性情况下可检出 HBV DNA),更快进展至肝硬化和 HCC,肝病相关死亡率升高,且对治疗应答率下降[46-50]。在西方国家的队列研究中,随着抗反转录病毒治疗(ART)的应用,HIV 相关死亡率下降,而肝脏疾病成为 HIV 混合 HBV 或 HCV 感染患者的主要死亡原因[51-54]。尽管早期的研究没有明确的证据表明

HBV 对 HIV 的疾病进展有显著影响[55-56]，但最近的纵向队列研究发现合并感染 HBV 可导致 HIV 感染者疾病加速进展至艾滋病相关结局、全因死亡率升高[57-58]。

据估计，在全世界范围内的 3400 万 HIV 感染人群中有5%～15%的患者合并 CHB[59-62]，在中低收入国家尤其是东南亚和撒哈拉以南非洲地区其比率最高。在 HBV 高度流行国家（>5%）如非洲、亚洲，HBV 感染多发生在围生期或婴幼儿时期，大多数病例在 HIV 感染之前即存在 HBV 感染。在这些地区，HIV 感染人群中的 CHB 患病率与普通人群相似。与此相反，在 HBV 低度流行国家（<2%）如欧洲、美国、澳大利亚，HBV 感染多是在成人期因性接触、注射毒品以及医源性暴露等途径传播。

HBV/HDV 合并感染（见 11.1.2：HBV/HDV 合并感染）

HDV 是一种小型缺陷 RNA 病毒，必须在 HBV 的辅助下才能传播[63,64]。HDV 的传播途径与 HBV 相似，但垂直传播罕见。据估计，全球范围内的 HBsAg 携带者中有 5%，即近 1500 万人合并感染 HDV；其分布为全世界性[63,64]。高度流行地区包括地中海、中东（波斯湾阿拉伯国家、沙特阿拉伯、土耳其）、巴基斯坦[65-67]、中亚、北亚、日本、中国台湾、格陵兰、非洲部分国家（主要是非洲之角和西非）、亚马逊盆地以及太平洋的某些地区。北美、北欧、南非以及东亚地区流行率低。预防接种 HBV 疫苗可预防急性 HDV 合并感染，扩大的儿童乙型肝炎疫苗接种计划使得世界范围内的 HDV 发病率下降。然而，在某些地区观察到导致 HDV 发病率有所升高，这可能由于注射毒品人群感染或来自高流行区移民等原因[68-71]。在许多些国家也有关于暴发性 HDV 肝炎爆发导致高病死率的报道。

相对于 HBV 单独感染,HBV/HDV 合并感染更易出现严重或急性重型肝炎[64,72-74]。目前已知的 HDV 感染主要有两种形式。在急性合并感染时,患者同时感染 HBV 以及 HDV,可导致轻度至严重,甚至急性重型肝炎。急性感染后患者多可完全恢复,慢性化少见(约 2%)[73]。而重叠感染,多是既往即存在 CHB 的患者重叠感染 HDV,导致疾病病情更重,无论任何年龄患者均加速进展至肝硬化[74,75],包括儿童患者[76,77],至少提前十年出现相关并发症[78]。

HBV/HCV 合并感染(见 11.3HBV/HCV 合并感染)

在亚洲、撒哈拉以南非洲、南美洲等 HBV 流行国家 HBV/HCV 合并感染常见。在部分人群中,尤其是注射毒品人群,有多达 25% 的 HCV 感染患者合并感染 HBV[79-81]。合并感染者发生 HCC 风险更高,疾病进展更迅速,发病年龄更小[83,84]。在 2014 年 WHO 丙型肝炎感染筛查、关护及治疗指南中对 HCV 感染的诊治已做出详细介绍[85]。

HBV/TB 合并感染(见 11.1.4:HBV/TB 合并感染)

儿童及青少年(见 11.5:儿童及青少年)

儿童 CHB 患者因处于免疫耐受期病情而多较轻,且无明显症状。对于组织学改变轻微的儿童患者,由于其疾病进展的风险极低,对治疗的应答率低,且考虑到长期治疗的安全性以及耐药风险,因此不建议对这些患者进行治疗。然而如有严重的进行性肝脏炎症坏死或肝硬化,则需要进行抗病毒治疗。现已证实普通干扰素、拉米夫定以及阿德福韦对于儿童患者安全有效,应答率与成人相似[86-89]。美国食品药品监督管理局(FDA)已批准替诺福韦用于治疗 12 岁以上儿童及青少年 HBV 感染,恩替卡韦用于 2 岁以上儿童。

其他人群(见第 11 章:特殊人群的诊治建议)

包括妊娠妇女(见 11.6)、注射毒品人群(见 11.7);透析及肾移植术后患者(见 11.8);卫生保健工作者(见 11.9)以及土著人(见 11.10)。

4. 推荐:基线及随访中应用非侵入性诊断评估肝脏疾病分期

推荐:APRI(AST-血小板比值指数)作为资源受限地区评估成人是否存在肝硬化(APRI 评分＞2 分)的首选非侵入性诊断方法。瞬时弹性成像(如 FibroScan)或 FibroTest 可在有此设备和经济条件允许的地区作为首选非侵入性诊断方法。(条件性推荐,低质量证据)

[a]本建议建立在没有条件进行肝活检的情况下

4.1 背景

慢性乙型肝炎(CHB)患者肝脏病变程度可从轻微的纤维化到肝硬化、肝癌。代偿期肝硬化会逐渐进展为失代偿期肝硬化,此时会伴随出现危及生命的并发症:腹水、自发性腹膜炎、食管静脉曲张/破裂出血、肝病脑病、脓毒血症、肾衰竭。肝硬化患者包括失代偿期患者,亟需抗病毒治疗以防止病情进展。可基于明显临床特征来诊断患者为失代偿肝硬化,但对于代偿期肝硬化则诊断较为不易。判断患者为肝硬化或需要治疗的进展期 CHB 需要综合评估,包括临床特征(肝脾大)、转氨酶水平及其比值,及其他相关检查,如白蛋白、血小板、HBV-DNA 载量、肝活检组织纤维化及炎症坏死程度或非侵入性诊断、肝脏影像学。

肝活检:肝活检被认为是评估肝脏疾病分期与纤维化程度的金标准,但由于其花费高、有创、患者不适、并发症的风险、取样误差及需要专业的组织学解读,因此在资源受限地区肝活检未被广泛应用。目前已出现一些肝组织病理评分系统,其中METAVIR(表4.1)与 Knodll—Ishak[1]评分系统应用最广泛。

表4.1 METAVIR 肝脏组织评分系统

METAVIR 分期	F0	F1	F2	F3	F4
定义	无纤维化	门脉纤维化 无纤维间隔	门脉纤维化 伴纤维间隔	大量纤维间隔,无肝硬化	肝硬化

非侵入性诊断(NITs):一些基于血或血清指标(APRI,FIB-4,商业化检测—FibroTest)及超声原理(瞬时弹性测定,如 FibroScan)的非侵入性纤维化诊断方法可用于评估肝纤维化分期(表4.2),这些非侵入性诊断使用渐多,并减少了已知病因的肝病患者对肝活检的需求。在资源受限地区应用准确的经过验证的非侵入性诊断方法,有助于优选出需抗病毒治疗的 CHB 患者。

在中低收入国家比较容易获得的血液检测如 APRI 与FIB4 包括反映纤维化的间接指标,如 ALT、AST、血小板计数(图4.1),其于花费少,对其结果的解释也无需特殊经验,且在门诊即可完成。其他血清检测如 FibroTest 有专利保护,需在有相应资质的实验室才能完成,因此花费较高,也更不易获得。不是任一非侵入性诊断都能评估所有阶段的纤维化及肝硬化。如 APRI 已经过验证可诊断出明显的纤维化及肝硬化,但 FIB-4 用于诊断肝硬化尚需验证。在其特定的诊断界值,这些纤维化指标诊断明显纤维化及肝硬化的特异性较高但敏感性较低,因此有相当部分进展期纤维化及肝硬化患者会被漏诊。

最近出现了基于超声技术检测肝硬度的方法。这些方法中应用 FibroScan(Echosens,巴黎)进行瞬时弹性测定并已经广泛验证(图 4.2)。本检查为非侵入性,操作在 10 分钟内即可完成,在门诊或社区都可进行,医护人员经简单培训即可使用。限制瞬时弹性成像使用的因素包括本设备较昂贵,需要预防性及校正性维修保养(定时保养和校正),操作人员需接受培训,且其对各期纤维化的诊断界值尚需广泛验证。其他弹性成像技术包括声辐射力脉冲成像(ARFI)与剪切波弹性成像。ARFI 与剪切波弹性成像的原理与瞬时弹性成像相似,它们集成了新的超声成像方法,但它们比 FibroScan 需要更多的培训与专业技术。

表 4.2 评价肝纤维化程度时非侵入性诊断的选择

检测	组成	纤维化分期的评估	要求	花费
FIB-4	年龄,AST,ALT,血小板	≥F3	基本的血常规和临床生化	+
FibroTest	γ-谷氨酰转肽酶(gGT),结合珠蛋白,胆红素,载脂蛋白 A1,α_2-巨球蛋白	≥F2,≥F3,F4(肝硬化)	特殊检测,检测需在指定的实验室,商业检测	++

续表

检测	组成	纤维化分期的评估	要求	花费
FibroScan	瞬时弹性成像	≥F2,≥F3,F4(肝硬化)	专用设备	+++

ALT,丙氨酸氨基转移酶;APRI,天门冬氨酸氨基转移酶/血小板比值;AST,天门冬氨酸氨基转移酶

APRI=*(AST/正常上限)×100/血小板(10^9/L)

FIB-4=(年龄(岁)×AST(IU/L))/(血小板(10^9/L)×[ALT(IU/L)$^{1/2}$])

图 4.1 APRI 与 FIB-4 计算

APRI 中,ULN 表示检测化验所在实验室 AST 正常值上限。例如,一名患者的 AST 为 82IU/L(实验室 AST 正常上限为 40IU/L),血小板计数为 90×10^9/L,APRI=(82/40)×100/90=2.28。此值>2,与患者存在肝硬化相吻合。

在线 APRI 计算链接:http://www.hepatitisc.uw.edu/page/clinical-calculators/apri,

FIB-4:http://www.hepatitisc.uw.edu/page/clinical-calculators/fib-4

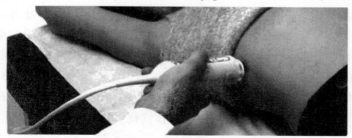

图 4.2 瞬时弹性成像(FibroScan)的操作

来源:http://www.myliverexam.com/en/lexamen-fibroscan.html

59

4.2　证据总结

问题：证据评估的目的在于以肝活检作为参考标准，比较不同非侵入性诊断方法（APRI，FIB-4，FibroTest 和瞬时弹性成像［如 FibroScan］）诊断 CHB 肝硬化及明显肝纤维化的准确性与诊断效能。结局指标为相应检测指标在特定诊断界值下，诊断 METAVIR 分期系统所判断的肝硬化（F4 期）及明显纤维化（≥F2 期）的敏感性、特异性、阳性预测值、阴性预测值。由于存在肝硬化就应优先考虑进行抗病毒治疗，因此主要评估指标是对肝硬化的诊断（F4）。

诊断肝硬化及明显肝纤维化的非侵入性诊断界值

目前，已得出不同非侵入性诊断对特定纤维化分期的优化界值并已经过验证（在 APRI 及 FIB-4 中）。由于使用单一界值会导致敏感性与特异性欠佳，因此诊断特定的纤维化分期时 APRI 与 FIB-4 均采用双界值。应用高特异性（假阳性结果较少）的高界值诊断存在肝纤维化（大于或等于某一特定肝纤维分期［如≥F2]），应用高敏感性（假阴性结果较少）的低界值排除患者存在肝纤维化。一些患者的检测值无法确定诊断（在诊断高界值与低界值之间）时，则需再次检测及进一步评估。瞬时弹性成像（Fibroscan）的取值范围在 0～75kPa，尽管没有统一确定及广泛验证的特定纤维化分期的界值，仍采用单一诊断界值。表 4.3 显示了在 APRI、FIB-4、FibroTest 在诊断肝硬化（F4）及明显肝纤维化（≥F2）时已确定的高、低界值，以及多数文献报道的 FibroScan 界值范围。

表 4.3 非侵入性诊断确定存在明显纤维化及肝硬化的界值

	APRI (低界值)	APRI (高界值)	FIB-4	Fibrotest	瞬时弹性成像 (FibroScan)[a]
肝硬化 (METAVIR F4)	1.0	2.0	—	0.32~ 0.48	>11~14kPa
明显肝纤维化 (METAVIR≥ F2)	0.5	1.5	1.45 (低界值) 3.2 (高界值)	0.58~ 0.75	>7~8.5kPa

kPa kilopascal

[a] FibroScan 尚无经过验证的确定特定纤维化阶段的确切界值。此表显示了目前常用的诊断 CHB 患者纤维化 F4 与≥F2 期的范围。在考虑了主要的限制因素后,12.5kPa 的平均界值可用来诊断肝硬化及指导治疗决策

分别采取 meta 分析评估了不同非侵入性诊断(APRI、FIB-4、FibroTest 及 Fibroscan)的高、低界值对不同 META-VIR 分期(F2~F4)的诊断效能。数据来自 79 项研究[2-80],其中 38 项研究来自东南亚,2 项来自撒哈拉以南非洲,其余来自不同国家与地理区域(参阅网页附录 2:SR4)。两项研究是在 HBV/HIV 合并感染患者中[44,80]进行的,一个研究基于儿童,但没有任何有关青少年及孕妇的研究。总体而言,因缺乏预先确定的检测指标界值所导致的偏倚,以及因研究人群选择所导致的偏倚,研究的证据质量等级被评为低。

非侵入性诊断的敏感性及诊断效能

表 4.4 显示了 APRI、FibroTest 及瞬时弹性测定(Fi-broScan)在诊断肝硬化(F4 期)与明显肝纤维化(≥F2 期)

时，汇总后的敏感度、特异度、阳性及阴性预测值。其余非侵入性诊断的数据，包括 FIB-4（不被用来诊断 F4）及 FibroTest 可参阅网页附录 2：SR4。FibroScan 诊断肝硬化（F4）的敏感度（86%）与 FibroTest（88%）相似，但明显优于 APRI 高界值与低界值的敏感度（65% 与 35%）。FibroScan 的特异度（87%）与 APRI 高界值相似（89%），但明显优于 FibroTest（73%）。

此外，还评估了非侵入性诊断确定肝硬化的阳性与阴性预测值、真阳性值、假阳性值、真阴性值及假阴性值（表 4.4，表 4.5）。在此分析中，只选择了 APRI 与 FibroScan，这是由于 FIB-4 不被用于诊断肝硬化，而 FibroTest 与 FibroScan 相比诊断肝硬化准确性较低。在被评估人群中肝硬化及肝纤维化的患病率，是影响这些检测在实际应用中的预测值的主要因素。纤维化 F2-F4 在上述研究中的患病率中位数（四分位间距）是：F4 17%（12%～25%），≥F2 49%（34%～62%），但此数据是基于各种临床及实验指标异常所筛选出的肝活检患者。在门诊与社区人群中的真实患病率应该低于些数字。图 4.5 显示了假设人群患病率为 10% 时，应用 APRI（低、高界值或组合界值）与 FibroScan 诊断肝硬化（F4）在 1000 例患者中的真阳性、假阳性及真阴性、假阴性结果。

所有非侵入性诊断的阳性预测值（PPV）均较低（小于 50%），FibroScan 阳性预测值（42%）比 APRI 无论使用高界值还是低界值（26% 与 22%）均高（表 4.4）。尽管应用低 APRI 界值相比高界值敏感性更高，但会导致较多假阳性结果（在 1000 例检测患者中分别为 225 和 99）（表 4.5）。总体来说，应用 FibroScan 检测，与 APRI 高低组合界值检测的假阳性值及假阴性值无明显差异。

其他纤维化分期

对于诊断纤维化≥F2 期，APRI、FibroTest 及瞬时弹性测定（FibroScan）的汇总后敏感度分别为 78%（低界值）、68%、76%，特异度分别为 92%（高界值）、92%、82%。FibroTest 与 Fibroscan 在诊断≥F2 及≥F3 期的准确性无明显差异。APRI 低界值在诊断≥F2 期的敏感性与 FibroScan 相似，APRI 高界值特异性明显优于 FibroScan。

总之，非侵入性诊断在不同种族中（东南亚 vs. 其他种族）的诊断敏感度并无不同，但只有一项研究是在撒哈拉以南非洲人群中进行的，尚无拉丁美洲的研究报道。

表 4.4 总结 APRI、FibroTest、肝瞬时弹性测定诊断肝硬化（F4）以及严重纤维化（≥F2）的敏感度、特异度、阳性预测值、阴性预测值

		APRI （低界值）	APRI （高界值）	FibroTest	瞬时弹性 （FibroScan）
肝硬化 （METAVIR F4）	敏感度(%) （95% *CI*）	65(55~ 73)	35(22~ 49)	88(78~ 94)	86(81~ 90)
	特异度(%) （95% *CI*）	75(70~ 80)	89(81~ 94)	73(66~ 79)	87(83~ 90)
	阳性预 测值(%) （95%*CI*）	22(18~ 28))	26(19~ 34))	27(22~ 32))	42(35~ 49)
	阴性预 测值(%) （95%*CI*）	95(93~ 97))	92(91~ 94))	98(97~ 99))	98(97~ 99))

续表

		APRI (低界值)	APRI (高界值)	FibroTest	瞬时弹性 (FibroScan)
严重纤维化 (METAVIR ≥F2)	敏感度(%) (95% CI)	78(71~ 84)	36(28~ 45)	68(59~ 76)	76(71~ 80)
	特异度(%) (95%CI)	60(50~ 69)	92(90~ 95)	84(75~ 90)	82(75~ 87)
	阳性预 测值(%) (95% CI)	57(52~ 61))	75(68~ 81))	74(69~ 78))	74(69~ 78))
	阴性预 测值(%) (95% CI))	80(76~ 84))	68(65~ 72))	80(76~ 83))	84(80~ 87))

阳性预测值及阴性预测值是基于 F4 期患病率 10%、≥F2 期患病率 49%计算得出

表 4.5 APRI(低界值、高界值或联合界值)以及瞬时弹性检测(FibroScan)在 1000 例患者中诊断肝硬化(假设患病率 10%)的真假阳性、真假阴性以及不确定结果数量

	APRI(低界 值)≤1 和>1	APRI (高界值) ≤2 和>2	APRI 联合 界值 >2 和<1	瞬时弹 性检测 (FibroScan)
真阳性(TP)	65	35	35	86
假阳性(FP)	225	99	99	117
假阴性(FN)	35	65	35	14
真阴性(TN)	675	801	675	783
不确定结果	NA	NA	156	NA

4.3 推荐理由

利弊权衡

指南制订小组推荐使用非侵入性诊断方法辅助评估肝脏疾病分期以及诊断肝硬化，以区分出发病率及病死率风险最大的患者进行抗病毒治疗。采用非侵入性诊断方法可避免昂贵、侵入性的肝脏活检术所引起的患者不适感、少见的严重出血风险，并且不需要专家对分期进行组织学解读。根据系统综述提供的证据，指南制订小组认为瞬时弹性测定（FibroScan）（在资源允许的情况下）和 APRI 是在中低收入国家评估肝硬化最有用的检查手段。然而，所有非侵入性方法诊断肝硬化的阳性预测值均较低，特别是 APRI（仅能检测出 1/3 的肝硬化患者），而且其应用很少在非洲撒哈拉沙漠以南地区评估过，因而将该推荐意见列为有条件的推荐。FIB-4 主要用于检测分期≥F3 的纤维化患者而非肝硬化患者，因而本指南不推荐其用于评估肝脏疾病分期。Fi-broTest 是一种商品化检测方式，并且其诊断肝硬化的准确度低于瞬时弹性测定（FibroScan）。本指南不推荐使用标准腹部超声检查，因其仅能检测出进展期肝硬化，导致假阴性结果较多。

根据 APRI 检查的假阳性或假阴性结果做出治疗决策是非侵入性诊断方法的潜在危害。假阳性结果可导致对患者进行不必要或过早的治疗，使其承受长期治疗的不便，潜在的药物耐药性以及药物毒性的风险。相反，假阴性结果则意味着非侵入性诊断方法未能检出肝硬化，因而患者导致未能接受适当的抗病毒治疗，进而不能预防病情向失代偿期进展或降低肝细胞癌的发生风险。

APRI 只需要即使在资源有限的情况下也比较易于获得的两个反映肝纤维的间接指标（AST 及血小板计数）。采取 ARPI 高、低联合界值的方案效果最佳（特异性高的高界值[也就是假阳性较少的结果]及高敏感性的界值[也就是假阴性较少的结果]）。但指南制订小组推荐采用单一的高界值，以＞2 分识别出有肝硬化（F4）且需抗病毒治疗的成年患者，以≤2 分识别出没有肝硬化者，其理由如下：

1. 尽管成人 APRI 评分＞2 分仅能检测出 1/3 的肝硬化患者，但仍采用高界值＞2 作为检测标准。因为低界值导致的假阳性检查结果过多（大约占检测人群的 1/4）。

2. 未被 APRI 评分＞2 分检出的肝硬化成人患者，也可能被其他治疗标准识别出需要抗病毒治疗，例如 ALT 水平持续异常[a] 及 HBV 持续复制（HBV DNA＞20 000IU/ml）（可见第 5 章：需要治疗及不需要治疗者）。

3. 在资源有限环境中，采用单界值也更简单、可行。

本指南将肝硬化临床证据或 APRI 评分＞2 分推荐为在资源有限环境中成人患者优先接受抗病毒治疗的主要标准。反之，对没有肝硬化临床特征（或 APRI 评分≤2 分），

---

[a]CHB 患者 ALT 水平会有波动，需要长期纵向监测以明确其变化趋势。ALT 正常上限定义为男性低于 30U/L；女性低于 19U/L，但应参考当地实验室的正常范围。持续正常/异常可定义为 6～12 个月内任意三次 ALT 结果低于或大于正常上限，或 12 个月内固定间隔 3 次 ALT 结果低于或大于正常上限

且其 ALT 水平持续正常以及 HBV 低水平复制（HBV DNA＜2000IU/ml）者，或有机会接受后续随访评估者，可延迟抗病毒治疗。部分 APRI 评分≤2 分者可能符合其他治疗标准，如持续 ALT 水平异常或 HBV DNA 水平升高。值得注意的是，对于 APRI 评分不确定（即根据联合 APRI 界值，评分在 1～2 分）者，需每 1～2 年进行再检查或评估。

应用非侵入性诊断方法时的注意事项：总之，指南制订小组认为非侵入性诊断方法的益处大于其潜在的害处。其益处包括通过非侵入性监测从而增加能够得到治疗的机会，降低肝活检不良事件的风险。

然而，使用非侵入性诊断方法时需要警惕一些非常重要的警告。总的来说，所有非侵入性诊断方法诊断肝硬化的阳性预测值较低，尤其是 APRI，而且仅使用非侵入性诊断方法会漏诊许多肝硬化患者。因而，非侵入性诊断方法应该联合临床标准和其他实验室标准（ALT、HBV DNA 水平）来确定需要治疗者。第二，非侵入性诊断方法结果可能受并发症的影响，进而不真实地增加或降低分值。例如，大量饮酒（因酒精性肝炎而 AST 数值升高）、疟疾或感染 HIV 等（因降低血小板数目）或使用药物或传统草药，也可导致APRI 评分升高。肝炎发作或急性肝炎、充血性心力衰竭，或检查前进食，皆可导致肝脏弹性测定出的肝脏硬度值升高。不同并存疾病对 APRI 诊断准确性的影响尚未得到全面评估；而且在非洲撒哈拉沙漠以南地区人群及儿童患者中未对非侵入性诊断方法（尤其是 APRI）进行评估。

　　瞬时弹性测定(FibroScan)的局限性包括:因为使用单一界值,故文献报道的诊断纤维化分期的敏感性和特异性可能被高估;尚无统一建立并经过验证的区分纤维化各期的可靠界值;检测的准确性在肥胖者、患有中重度坏死性炎症者、右心衰者以及进食后均降低。有腹水者不易进行本检查,妊娠患者禁忌此项检查。有关儿童进行此项检查的数据较少,而且需要特殊探头。

　　虽然没有关于 HBV/HIV 共同感染者的数据,但是此类患者非侵入性测试的结果应该不会与 HBV 单一感染的结果有很大不同。

价值观和偏好

　　从患者角度而言,指南制订小组认为 APRI 检测易于被接受,因其只需要静脉穿刺,容易常规实施,未经特殊培训的人员也可完成。类似地,瞬时弹性测定(FibroScan)也属非侵入性,检查仅需 10 分钟,可在门诊或社区完成,且卫生保健人员很容易学会。限制瞬时弹性测定应用的因素包括设备昂贵、预防性和修理维护、常规保养/校准、操作人员需接受培训,以及缺乏评估特定阶段纤维化可靠界值。

资源利用

　　与瞬时弹性测定相比,依靠血液检查结果的非侵入性诊断方法花费较低,这是推荐使用 APRI 作为非侵入性诊断方法的重要因素。血液检查结果可以用来计算 APRI 评分,多数医疗保健机构,甚至在中低收入国家,都可常规实施血液检查,而且价格不高(每个不到几美元)。成人 APRI>2 分即诊断为肝硬化,这一界值也相对容易解读。FibroTest 检查需要考虑成本因素。FibroTest 是专利性的检查，花费较高（约 73 美元/次），而且在法国需要在经过认证的实验室或在中心实验室进行标本处理。

与 APRI 不同，瞬时弹性测定设备如 FibroScan，花费较高，对运行和维护（常规保养/校准）的要求均较高；该设备花费大约为 50 000 美元（便携式 3 4000 美元），每年需维护费 8500 美元。然而，FibroScan 日常消耗的成本较低，在一些机构，每次检测成本不到 10 美元。FibroScan 的操作者也需要培训，考虑尚缺乏诊断特定阶段纤维化的可靠界值，其结果解读人员需要对该方法的适应证、禁忌证有较好的理解。然而，该培训过程相对简单，观察者间和观察者内的观察结果差异较小[81]。儿童的 FibroScan 检测需要特殊探头，而体重指数（BMI）>30kg/m^{2}者也需要特殊探头。鉴于上述因素，在多数中低收入国家瞬时弹性测定和 FibroTest 检测不易实施。

研究空缺

● 开展在患病率高且资源有限的情况下应用非侵入性诊断方法的比较性研究，如采用 APRI、FIB-4、瞬时弹性测定以及其他弹性测定技术（如 ARFI）识别肝硬化及进展期肝纤维化患者（需要治疗）和病情轻微患者（不需要治疗）。

● 评估非侵入性诊断方法的诊断效能，尤其是在撒哈拉以南非洲和拉丁美洲人群以及其他研究较少的人群中，包括 HBV/HIV 合并感染者、HBV/HDV 合并感染者、孕妇、儿童和青少年，以及合并非酒精性脂肪性肝病者。开展中低收入国家应用非侵入性诊断方法的成本效果比研究。

● 评估肝炎发作和其他因素对 APRI 评分的诊断准确性和效能的影响。

● 建立并验证诊断肝硬化和进展期肝纤维化的 FIB-4 界值。

5. 推荐:慢性乙型肝炎中需治疗与不需治疗的人群

推荐

需要治疗者

● 需要优先治疗者:存在代偿期或失代偿期肝硬化[b]证据(或成人患者 APRI 评分＞2 分)的所有成人、青少年和儿童慢性乙型肝炎[a]患者,无论其丙氨酸氨基转移酶(ALT)水平、乙型肝炎 e 抗原状态或 HBV DNA 水平如何,均需治疗。(强烈推荐,中等质量证据)

● 对于无肝硬化临床证据(或成人患者 APRI 评分≤2 分)的成人慢性乙型肝炎[a]患者,若年龄＞30 岁[c](特别注明),同时 ALT 水平持续异常[d,e],且存在高水平 HBV 复制证据(HBV DNA＞20 000IU/ml[f]),无论其乙型肝炎 e 抗原如何,均推荐接受治疗。(强烈推荐,中等质量证据)

若无法检测 HBV DNA:无论乙型肝炎 e 抗原状态如何,只要存在 ALT 水平持续异常[e]也可考虑治疗。(有条件推荐,低质量证据)

现有针对 HBV/HIV 合并感染患者的推荐治疗意见[1]:

● 对于 HBV/HIV 合并感染者:所有存在严重慢性肝

病证据者[b] 无论其 CD4 细胞计数多少均需开始抗反转录病毒治疗;而所有 CD4 细胞计数 ≤500 个/mm^3 者无论其肝病分期如何均需开始抗反转录病毒治疗。(强烈推荐,低质量证据)

[1]《使用抗反转录病毒药物治疗和预防艾滋病毒感染的综合指南:公共卫生方法建议》日内瓦,瑞士:世界卫生组织;2013。该指南将在 2015 年更新。

不需要治疗,但需继续监测者

● 对于无肝硬化临床证据[b](或成人患者 APRI 评分 ≤2 分),同时 ALT 水平持续正常[d,e]且 HBV 复制水平低(HBV DNA<2000IU/ml[f])的患者,无论其乙型肝炎 e 抗原状态或年龄大小,均不需立即治疗。(强烈推荐,低质量等级)

若无法检测 HBV DNA:年龄<30 岁且 ALT 水平持续正常的乙型肝炎 e 抗原阳性患者可推迟治疗(有条件推荐,低质量证据)

● 所有慢性乙型肝炎患者均需要持续性监测,尤其是当前既不符合上述治疗指征也不能符合无需治疗标准的患者更需要监测,以决定未来是否需要行抗病毒治疗以防止进展性肝病的发生。包括:

年龄≤30 岁且不存在肝硬化的患者,HBV DNA 水平>20 000IU/ml[e],但 ALT 持续正常。

年龄≤30 岁且不存在肝硬化的乙型肝炎 e 抗原阴性患者,HBV DNA 水平波动在 2000～20 000IU/ml,或 ALT 水平间断异常[d,e]。

若无法检测 HBV DNA:≤30 岁且不存在肝硬化的患者,ALT 持续正常,无论其乙型肝炎 e 抗原状态如何。

[a]定义为乙型肝炎表面抗原(hepatitis B surface antigen,HBsAg)持续阳性 6 个月或以上

[b]失代偿期肝硬化的临床特征:门脉高压(腹水、静脉曲张出血和肝性脑病),凝血功能障碍,或肝功能不全(黄疸)。其他进展期肝病/肝硬化的临床特征可能包括:肝大、脾大、皮肤瘙痒、乏力、关节痛、肝掌和水肿

[c]将年龄＞30 岁设为年龄阈值并不绝对,一些年龄＜30 岁的慢性乙型肝炎患者也可能满足抗病毒治疗标准

[d]慢性乙型肝炎患者 ALT 水平会有波动,故需要长期监测以明确其趋势。ALT 的正常上限为男性 30U/L,女性 19U/L(此界值在丙型肝炎肝脏组织学评估中具有更高的灵敏度),但应参考当地实验室的正常范围[1]。持续正常/异常可以定义为 6～12 个月内任意 3 次 ALT 结果低于或高于正常上限,或 12 个月内固定间隔 3 次 ALT 结果低于或高于正常上限

[e]若无法监测 HBV DNA,应排除引起 ALT 水平持续性升高的其他常见原因,如糖耐量异常、血脂异常和脂肪肝

[f]WHO 已经定义了表达 HBV DNA 浓度的国际标准。为了保证可比性,血清 HBV DNA 水平应该用 IU/ml 来表达;同一患者应使用同一检测方法以评估抗病毒效果。建议中所有 HBV DNA 值均使用 IU/ml;以 copies/ml 为单位的数值通过除以 5 转换为 IU/ml。(10 000 copies/ml＝2000IU/ml;100 000copies/ml＝20 000IU/ml;1 000 000 copies/ml＝200 000IU/ml)[2]

有时乙型肝炎的肝脏外表现,包括肾小球肾炎或血管炎,也可能为治疗指征。

知识点 5.1　对慢性乙型肝炎患者治疗前进行初次评估的关键点

　　评估肝脏疾病的严重程度:应包括病史、体格检查如是否存在肝大以及脾大、检测 ALT、AST、碱性磷酸酶以及总胆红素;全血细胞计数包括血小板计数以及白细胞计数。ALT 以及血小板计数检测可用于计算 APRI 评估肝病程度。血清白蛋白浓度以及凝血酶原时间或国际标准化比值(INR)反映肝脏的合成功能。尽管严重肝病患者也可能无症状,但仍应询问患者是否有肝病相关症状[a]。

　　评估病毒复制水平:定量检测血清 HBV DNA(在可检测 HBV DNA 地区)以及血清乙型肝炎 e 抗原以及乙型肝炎 e 抗体水平。

　　评估是否存在并发症:评估是否存在并存疾病,包括合并感染 HIV、HCV 或 HDV,糖耐量受损,血脂异常,非酒精性脂肪性肝病,酒精性肝病,铁过载以及药物/毒物诱导损伤。所有肝硬化患者应筛查肝细胞癌(HCC)。询问 HCC 家族史以及既往用药史。

　　预防性措施:在家庭成员以及性接触者筛查乙型肝炎表面抗原并给未免疫者接种乙肝疫苗,同时采取其他一般措施以减少 HBV 传播(可见 10.3:预防乙型肝炎传播)。

　　生活方式建议:评估酒精消耗量,推荐健康的生活方式,包括减少饮酒(WHO ASSIST 程序包[3][酒精、烟草及精神活性物质使用问题筛查量表])、饮食以及体育锻炼。此外,还推荐注射甲肝疫苗(可见 10.3:延缓慢性乙型肝炎患者疾病进展的方法)。

　　准备开始治疗:应给患者解释:治疗的适应证,包括可能的获益以及副作用;长期治疗的需求及意愿;在治疗期间及治疗结束后均需要进行随访检测;严格遵循治疗方案可保证治疗的有效性并减少耐药发生风险(突然中断治疗可能会诱发急性肝衰竭);所需费用。

评估基础肾功能[b] 所有患者开始抗病毒治疗前均应进行基线肾功能测定,并评估发生肾功能不全[c]的基线危险因素(见 9.2:监测替诺福韦以及恩替卡韦的毒性)。

[a]失代偿肝硬化的临床表现:门脉高压(腹水、静脉曲张破裂出血、肝性脑病)、凝血功能异常或肝功能不全(黄疸)。严重肝病/肝硬化的其他临床表现包括:肝大、脾大、瘙痒、乏力、关节痛、肝掌、水肿

[b]基础肾功能评估包括:血清肌酐水平、应用 Cockcroft-Gault(CG)公式或肾脏病饮食改良(MDRD)公式估算肾小球滤过率(eGFR)。在线计算器 http://nephron.com/cgi-bin/CGSI.cgi。对于儿童,可采用 Schwartz 或相似公式:http://nephron.com/bedsidepedsnic.cgi.

CG 公式:eGFR=(140-年龄)×[体重(kg)]× 0.85(如女性)/[72×肌酐(mg%)]

MDRD 公式:eGFR=175×血清肌酐-1.154×年龄-0.203×1.212(如黑人)×0.742(如女性)

在肌肉量低于同年龄性别的标准时,根据这些公式估算的 GFR 可能会低估肾功能不全的程度,这种情况在 HIV 感染人群中多见[1]

[c]与肾功能不全相关的危险因素包括:失代偿肝硬化、肌酐清除率<50ml/min、高龄、体质量指数(BMI)<18.5kg/m² (或体重低于 50kg)、血压控制不佳、蛋白尿、未控制的糖尿病、活动性肾小球肾炎、合并使用肾毒性药物或因 HIV 以及实体器官移植使用强效蛋白酶抑制剂

5.1 背景

慢性 HBV 感染的自然史动态且复杂,疾病进展呈非线性,这些可识别的阶段持续时间不一,且不一定按顺序发生

(见 3.4 章"慢性乙型肝炎的自然史"及表 3.1)。慢性乙型肝炎相关的疾病谱多种多样。一些患者的慢性乙型肝炎为非活动性,且不会引起明显的肝脏疾病。但对于另一些人(10%~30%)而言,慢性乙型肝炎常在感染多年后引起进展性肝纤维化,继而导致肝硬化及终末期肝脏疾病,同时显著增加 HCC 的风险。了解自然史和慢性感染分期对于决定哪些患者需要接受抗病毒治疗以及哪些患者可以暂缓治疗非常重要。

治疗的目标是防止慢性乙型肝炎的不良后果。开始抗病毒治疗的决定一般基于对肝脏疾病分期的综合评估(依据临床特点、肝脏组织学[如果有]以及越来越常用的依靠血液或基于影像学的无创性诊断)以及血清 ALT 和 HBV DNA 水平。有危及生命的肝病或进展期肝病患者的治疗指征一般比较明确,例如急性肝衰竭、代偿期或失代偿期肝硬化以及慢加急性肝衰竭的患者。而对于尚未进展至肝硬化的患者而言,治疗指征也决定于 ALT 和 HBV DNA 水平。但并非所有患者的 ALT 和 HBV DNA 水平都升高。例如,在疾病的免疫耐受期,HBV DNA 水平一般较高但 ALT 水平较低或正常,且肝脏仅有轻微炎症或纤维化进展很慢。在随后的免疫活动期,HBV DNA 水平较低,但 ALT 水平升高,且纤维化进展的风险大大地增高。重要的一点是,抗病毒治疗应主要针对疾病进展(纤维化)风险最高的慢性乙型肝炎活动期;另一方面,也应识别仅有轻度纤维化且慢性乙型肝炎进展风险低的患者,因为他们不需要接受抗病毒治疗。前瞻性研究已经确定了数个 HBV 相关肝病的疾病进展预测因素,包括预测肝硬化和 HCC 的风险以及慢性乙型肝炎恶化的可能性。这些预测因素包括年龄、性别、血清 ALT 水平、病毒因素(包括血清 HBV DNA 水平反映的 HBV 持续复制, HBV 基因型和 HBV 前核心区和核心区启动子突变)、HCC 家族史,以及合并因素如饮酒、HIV 感染和糖尿病。

5.2 证据总结

问题:证据回顾的目的有两层:①确定哪些因素/检查可以在乙型肝炎表面抗原阳性人群中最好地辨别出疾病进展风险最高的个体和疾病进展极低的个体;②确定在可以检测 HBV DNA 及不能检测 HBV DNA 的患者中哪些因素/检查可以最好地识别因治疗而受益最大/最小的个体。潜在的基线预后因素和分层包括:年龄(>40 岁或>30 岁 vs. <40 岁或<30 岁);肝硬化(代偿期或失代偿期)/纤维化(METAVIR 1~3 期)相对于无肝硬化或纤维化;ALT 水平(>2 倍或>5 倍正常上限或>正常上限 vs. 正常),以及 HBV DNA 水平(阳性或>2000IU/ml 或>20 000IU/ml vs. 检测不出)。主要结局为肝脏相关死亡率和发病率(肝纤维化,肝硬化,终末期肝病,HCC)和肝脏疾病进展(见网页附录 2:SRs5a 和 5b)。

识别疾病进展高危及极低危个体

我们回顾了包括一篇系统综述在内的综合性证据(见网页附录 2:SR5a)。该系统综述整合了一篇既往系统综述[4]及 22 项观察性研究(4 项基于人群的前瞻性大型队列研究[5-14],11 项前瞻性队列研究[15-25],7 项回顾性队列研究[26-32])。所包括的 22 项原始研究大部分来自亚洲[6-9,11,17-19,22,24,32-37],4 项来自欧洲[23,26,28,29],2 项来自北美[5,14],1 项来自中东/近东[21]。这些研究观察的人群包括乙型肝炎 e 抗原阳性、乙型肝炎 e 抗原阴性以及合并感染 HIV 患者(见网页附录 2:SRs5a 和 5b)。另一篇关于观察性研究[17,18,20-23,35,39-43]的系统综述(见网页附录 2;SR5b)找出了可以预测不同阶段(乙型肝炎 e 抗原阳性的免疫耐受期、免疫活跃期,以及乙型肝炎 e 抗原阴性的免疫逃逸期)慢性乙型肝炎患者发生肝炎再活动的 HBV DNA、ALT 水平及年龄阈值

基于人群的研究和 REVEAL-HBV 队列

指南制订小组参考了来自中国内地、中国台湾省、韩国和阿拉斯加[5-7,37]的 4 项基于人群的大型前瞻性队列研究数据。这些数据为预测疾病进展提供了质量最佳的证据[5-7,10,12,14]。尤其是 REVEAL-HBV 队列(一项大型的基于人群的前瞻性观察性研究,在 1991—1992 年纳入了 23 820 例来自台湾 7 个城镇的 30~65 岁的研究对象)以高质量数据提供了有关 HCC,肝硬化和肝脏相关死亡等重要结局的全面证据,以及这些重要结局与性别、HBV DNA 和 ALT 水平及阈值、乙型肝炎 e 抗原阳性、家族史等单因素和多因素的相关性[8-10,12,13,15]。

对于 HCC 的结局,REVEAL-HBV 队列提供的一致性证据提示,以下因素或其组合可明显增加 HCC 发病风险:男性、年龄>40 岁、基线 HBV DNA 高于 10 000copies/ml(>2000IU/ml)、基线 ALT 高于 45U/L、乙型肝炎 e 抗原阳性和 HCC 家族史(表 5.1)。同时还发现乙型肝炎 e 抗原阴性患者的 HCC 发病风险与基线 HBV DNA>10 000copies/ml(>2000IU/ml)成线性正相关,不论其是否存在肝硬化或 ALT 水平是否正常[8,12]。11 项前瞻性队列研究中的 5 项提供了有关与患者重要结局相关的附加数据[16,21,23~25],这些数据均显示男性、年龄增长、HBV DNA 和 ALT 水平升高可增加肝脏相关结局的风险。

肝硬化/进展期肝硬化的结局：来自阿拉斯加[5,14]和欧洲[44]的基于人群的前瞻性研究发现，在血清 ALT 水平持续正常患者中，当 HBV DNA 水平不超过 20 000IU/ml（即100 000copies/ml）时发生进展期纤维化的可能性低。相反，HBV DNA 水平＞200 000IU/ml 者（即 100 000copies/ml）较＜2000IU/ml 者肝脏组织学病变更严重。HBV DNA 阈值为 2000～20 000IU/ml 和 20 000～200 000IU/ml 与严重纤维化无明显相关性[44]。一项来自中国台湾省的队列研究[24]也显示 ALT 持续正常与长期良好预后相关。相反，随访过程中 ALT 高于至少两倍正常上限者肝硬化风险增加。

基于关于不同阶段慢性乙型肝炎患者的系统综述（见网页*附录2：SR5b*）：在乙型肝炎 e 抗原阳性患者[a] 中，一项研究[17]显示，年龄＞40 岁、ALT 水平高于 5 倍正常上限（与低于 2 倍正常上限相比）是预测乙型肝炎 e 抗原血清学转换患者未来发生再活动的显著独立危险因素。在乙型肝炎 e 抗原阴性非活动性携带者[b] 中[18,20-23,25]：HBV DNA 高于 4200～20 000IU/ml 的阈值水平是预测未来活动性肝炎的显著独立危险因素；HBV DNA 水平高于 20 000IU/ml 可预测处于免疫逃逸期[c]的乙型肝炎 e 抗原阴性患者目前的纤维化程度[23,38,40]。关于 ALT 和年龄阈值的相关证据相互矛盾或不一致。

---

[a] 高病毒复制期，见于母婴传播或早期儿童期感染患者的疾病早期

[b] 慢性乙型肝炎低复制期，表现为乙型肝炎 e 抗原阴性，抗 HBe 抗体阳性，ALT 水平正常，HBV DNA 低于 2000IU/ml

[c] 乙型肝炎 eAg 阴性但抗 HBe 抗体阳性，HBV 复制水平和肝损伤程度不一

表 5.1 REVEAL-HBV 队列:研究入组时不同 HBV DNA 水平、乙型肝炎 e 抗原状态和 ALT 水平患者在 11.4 年内肝细胞癌发病率[8]

参与者特征	肝细胞癌发病率 (×100 000 人次-年)	校正 RR(95%CI)
性别		
女性	178	参考文献
男性	530	3.0(2.0~4.5)
年龄(岁)		
30~39	111	参考文献
40~49	399	3.6(2.0~6.4)
50~59	566	5.1(2.0~8.9)
>60	901	8.3(4.6~15.0)
基线 HBV DNA(copies/ml)[a]		
<300	108	参考文献[b]
300~9999	111	NS
10 000~99 999	297	2.7(1.3~5.6)
100 000~999 999	962	8.9(4.6~17.5)
>1000 000	1152	10.7(5.7~20.1)
基线 ALT(U/L)		
<45	337	参考文献
>45	1342	4.1(2.8~6.0)

续表

参与者特征	肝细胞癌发病率 (×100 000人次-年)	校正 RR(95%CI)
血清乙型肝炎 e 抗原状态		
乙型肝炎 e 抗原阴性	264	参考文献
乙型肝炎 e 抗原阳性	1130	4.3(3.2~5.9)

RR,相对危险度;CI,置信区间

[a]1IU/ml=5.3copies/ml;2000IU/ml=10 000copies/ml;20 000IU/ml=100 000copies/ml;200 000IU/ml=1 000 000copies/ml

[b]不同 HBV DNA 水平患者 11.4 年内 HCC 累积发病率:＜300copies/ml(检测不出):1.3%;300～9999copies/ml:1.37%;10 000～99 999copies/ml:3.57%;100 000～999 999copies/ml:12.17%;＞1 000 000copies/ml:14.89%

总体而言,来自基于人群研究的证据是关于 HCC 和病死率结局的中等至高质量证据,但其对于肝硬化/纤维化证据质量低[主要因为临床事件数量少,且仅使用特异性高但敏感性低的临床标准和(或)超声而非肝脏活检来诊断肝硬化,因此证据不精确]。来自其他研究的证据质量从低到中不等。同时证据的普适性也需斟酌。如目前尚无来自撒哈拉以南非洲或拉丁美洲的队列研究数据,而来自 REVEAL 研究的数据可能不适用于成人期感染 HBV、年龄＜30 岁或＞65 岁,以及感染非 B 或非 C 型基因型 HBV 的患者。同时也缺乏关于孕妇、儿童或青少年慢性乙型肝炎患者的研究。

HBV/HIV 合并感染

一项回顾性队列研究为 HBV/HIV 合并感染患者提供了有限的预后数据[45],该队列中大部分患者正在接受抗病毒治疗。基线 $CD4^+$ 细胞数低于 200 个/mm³、基线或随访过程中 ALT 升高以及可检测出 HIV RNA 的时间总和与进展期肝病风险增加相关。由于其回顾性研究设计,证据质量被评为低级。

进展期肝病患者的治疗收益

一篇系统综述(见网页附录 2:SR5c)进一步分析了 4 项评估进展期肝病(代偿期和失代偿期肝硬化,以及不同程度肝纤维化)患者治疗效果的研究[46~49]。持续拉米夫定治疗可将 HCC 发生风险和失代偿期肝病的发生率降低 55%[46]。一项观察性队列研究发现,与未经治疗的肝硬化患者既往队列相比,接受恩替卡韦治疗的患者所有临床事件的发生风险降低了 50%~70%,包括 HCC、肝脏相关和全因死亡率。在一项替诺福韦的开放性延长试验中,受试者在基线和第 5 年接受了肝脏活检,治疗第 5 年时患者轻度或无坏死性炎症、轻度或无纤维化比例较基线明显增加(分别为 8%~80%,39%~63%)。总体而言,目前有低至中等质量证据提示代偿期或失代偿期肝硬化患者可以从抗病毒治疗中获益。

5.3 推荐理由

权衡利弊

指南制订小组评估了对于不同阶段乙型肝炎开始抗病毒治疗的总体利弊,权衡了长期核苷(酸)类似物治疗所带来的临床结局的潜在益处与发生耐药和药物毒性的潜在风险。指南制订小组建议对存在危及生命的肝脏疾病(失代偿期肝硬化)和代偿期肝硬化患者应优先立即开始抗病毒治疗,无论其 ALT 或 HBV DNA 水平如何;其中肝硬化通过临床标准或无创性检查方法诊断(成人 APRI 评分>2 分)。上述推荐理由如下：

1. 这些患者较无肝硬化患者发生危及生命的肝病并发症[死亡、急性肝脏衰竭、肝炎加剧，即 ALT 突然升高伴黄疸，和(或)凝血功能异常/再活动以及 HCC]的风险明显增高，因此应予以治疗以稳定病情并防止进一步临床事件的发生，即使 HBV DNA 水平很低或检测不出。

2. 有证据显示，抗病毒治疗可以延缓疾病进展(包括肝功能失代偿、HCC 和肝脏相关死亡)，且长期治疗可能逆转肝纤维化和肝硬化。因此，针对肝硬化患者的治疗也是对资源的有效利用。

3. 即使失代偿期肝硬化患者也可安全接受核苷(酸)类似物治疗。

4. 在可以进行肝移植的机构，抑制 HBV DNA 也可以降低肝移植后乙型肝炎的复发风险。

HBV DNA、ALT 和年龄阈值的选择：对于未进展至肝硬化的患者(成人 APRI 评分≤2 分)，指南制订小组推荐针对其中存在疾病进展高风险者，即 ALT 持续异常、HBV DNA>20 000IU/ml，尤其是年龄>30 岁者进行治疗，无论其乙型肝炎 e 抗原状态如何。推荐阈值来自基于人群的大型队列研究，这些研究显示年龄>30 岁、ALT 持续异常[a] 且存

---

[a] 慢性乙型肝炎患者 ALT 水平会有波动，因此需要长期监测以明确其趋势。ALT 的正常上限为男性 30IU/L，女性 19IU/L，但应参考当地实验室正常范围。持续异常或持续正常可以指 6～12 个月内任意 3 次 ALT 结果大于或低于正常上限，或 12 个月内固定间隔 3 次 ALT 结果大于或低于正常上限

在 HBV 活跃复制证据(HBV DNA>20 000IU/ml)者的 HCC 和肝硬化风险增高。但是指南制订小组也意识到,尚无肯定的特定年龄、HBV DNA 和血清 ALT 阈值能识别出严重纤维化和(或)炎症坏死。判定 ALT 水平是否正常也因当地实验室的不同参考范围而不同,但目前正常血清 ALT 水平界值较前有所降低(男性<30U/L,女性<19U/L),因为有研究发现,有些肝脏活检显示纤维化和炎症的慢性乙型肝炎患者的 ALT 水平仍属正常[1]。关于将年龄作为疾病进展预测因素的证据也不一致。考虑到大部分研究证据(支持采用更高的年龄阈值即>40 岁)来自亚洲和欧洲人群,而在慢性乙型肝炎负担较重的撒哈拉以南非洲,患者存在 HCC 风险的年龄更低,因此本指南将>30 岁作为年龄阈值。但将 30 岁设为年龄阈值并不绝对,一些年龄≤30 岁的慢性乙型肝炎患者当 ALT 持续异常且 HBV DNA>20 000IU/ml 时也符合抗病毒治疗标准。偶尔,一些乙型肝炎的肝脏外表现如肾小球肾炎或血管炎,也可能为治疗指征。

下列患者不推荐进行治疗:肝脏疾病或纤维化程度轻微者,ALT 水平持续正常及 HBV 复制水平低(<2000IU/ml)因而进展为肝硬化和 HCC 风险较低者,以及 APRI 评分<2 分者。长期抗病毒治疗对于上述患者的潜在损害大于获益。但对这些患者的长期监测也非常重要,这将在第 9.1 章会进一步讨论。

在无法开展 HBV DNA 检测的情况下:指南制订小组意识到,在没有明显慢性肝病及其并发症临床特征的患者,很难识别出是否有肝硬化或中度纤维化。在中低收入国家,HBV DNA 检测可及性或诊断纤维化的能力极度受限,因此只能基于临床特征、使用非侵入性诊断和血清 ALT 水平来决定是否开始治疗。在这种情况下,治疗决策可能不准确,有可能延误对进展期肝病患者的治疗,从而引起疾病恶化,或对其他患者过早开始治疗。非侵入性诊断方法,包括 APRI 和瞬时肝弹性测定诊断肝硬化的阳性预测值较低,仅不到 50%。因此,在无法进行 HBV DNA 检测时,需要一个简单的标准以指导无肝硬化证据(基于临床标准或成人 APRI 评分>2 分)的患者是否需要治疗。

总体而言,在缺乏 HBV DNA 水平的情况下,能够支持建议的证据非常有限,因此根据专家意见制订了两条有条件的建议。首先,ALT 水平持续异常的患者应开始治疗(不论其乙型肝炎 e 抗原状态如何),但需除外其他引起 ALT 持续异常的常见原因如糖耐量受损、血脂异常和脂肪肝。相反,不推荐对无肝硬化、年龄<30 岁且 ALT 持续正常的乙型肝炎 e 抗原阴性患者进行治疗。而当前既无治疗指征,又不满足无需治疗标准的其他几类患者,则需要长期监测和观察。对于儿童患者的治疗指征尚无特殊的建议,同时 APRI 评分尚未在儿童中评估过。

上述建议与 WHO 2013 年抗反转录病毒综合指南中现有的关于 HBV/HIV 合并感染患者的诊疗指导相一致[50]:所有存在严重慢性肝病证据者,无论其 CD4 细胞计数多少均需开始抗病毒治疗;而所有 CD4 细胞计数<500 个/mm^3 者,无论其处于何种肝病分期均需开始抗病毒治疗。该指南将于 2015 更新。

价值和偏好

抗病毒治疗可安全地应用于肝硬化或进展期肝病患者,

有效且一般来说是安全的。对接受抗病毒治疗(替诺福韦或恩替卡韦)患者应进行基线评估和长期监测以发现肾功能不全,将在第9.2章中予以讨论。

资源利用

对已经存在肝硬化或肝硬化高风险的患者进行抗病毒治疗,是成本效益最高的资源利用方法。初始评估应包括基于非侵入性诊断如 APRI 的对肝病分期的评估,基于肝脏酶学及 HBV DNA 检测的对肝脏坏死性炎症程度的评估,以及是否合并感染 HDV、HCV 或 HIV。但中低收入国家检测这些疾病进展预测因素,尤其是 HBV DNA 水平的能力严重受限。在资源受限的情况下也能检测的项目包括 AST 水平和血小板计数(用于计算 APRI 评分)。但能检测血清乙型肝炎 e 抗原状态和 HBV DNA 水平者则少得多。同时也应认识到,非侵入性诊断包括 APRI 和瞬时弹性测定诊断肝硬化的阳性预测值较低,且不能评估重要的炎性坏死改变。

总体而言,应用仿制替诺福韦的年花费仍较低(见第 12 章:项目经理的推行考量),尽管在中低收入国家其价格也不一致。长期应用替诺福韦(或恩替卡韦)治疗,也需要相应的临床和实验室设施来监测 ALT 水平和 HBV DNA(如果可以检测的话)以评估对治疗的应答,同时监测肾毒性。目前在大部分中低收入国家开展 HBV DNA 检测严重受限,这是阻碍有效诊治慢性乙型肝炎的主要因素(见第9.1章:监测疾病进展和9.2章:检测替诺福韦和恩替卡韦毒性)。

研究空白

● 开展纵向队列研究:尤其在撒哈拉以南非洲,同时应针对研究不充分的人群,如儿童、年轻成人及孕妇慢性乙型肝炎患者开展研究，以决定其预后标准和开始或暂缓治疗的指征。

● 开展纵向研究以进一步评估在不同机构和人群中 ALT 异常的不同界值，同时确定撒哈拉以南非洲和亚洲 HBV DNA 水平高但 ALT 持续正常的慢性乙型肝炎患者的预后。

● 开展对比试验，以评估在长期随访队列中不同基线 HBV DNA 水平的患者接受抗病毒治疗的绝对和相对效益。

● 评估 HBV/HIV 合并感染患者的长期预后（发病率和死亡率），以及在不同 CD4 细胞计数水平开始抗病毒治疗的影响。

6. 推荐:慢性乙型肝炎抗病毒 治疗的一线药物

推荐

● 对于抗病毒治疗的指征,成人、青少年和年龄≥12 岁的儿童,推荐选用高耐药屏障的核苷(酸)类似物(替诺 福韦或恩替卡韦);对于 2～11 岁的儿童推荐使用恩替卡 韦。*(强推荐,中等质量的证据)*

● 低耐药屏障的核苷(酸)类似物(拉米夫定、阿德福韦 酯或替比夫定)易导致耐药,故不推荐使用。*(强推荐,中 等质量的证据)*

现有对 HBV/HIV 合并感染者的推荐[1]:

● 对于 HBV/HIV 合并感染的成人、青少年和年龄≥ 3 岁的儿童,推荐首选替诺韦+拉米夫定(或恩曲他 滨)+依法韦仑以固定剂量组合来作为初始抗反转录病毒 治疗(ART)。*(强推荐,中等质量的证据)*

[1]抗反录病毒药物防治 HIV 感染应用指南:用于公共卫生的 推荐建议。瑞士日内瓦:WHO;2013. 这些指南将于 2015 年 更新。

知识点 6.1 启动治疗前患者咨询和准备的关键点

详见第 5 章的知识点 5.1:CHB 患者治疗前初始评价的关键点

准备开始治疗:应该告诉患者以下内容:治疗的适应证,包括可能的获益和副作用、长期治疗的意愿、治疗期间和治疗后需要定期随访监测;良好的依从性对于获得疗效、减少耐药风险的意义;治疗费用。

注:使用高耐药屏障核苷(酸)类似物时,并不需要 HBV 基因分型和耐药检测指导治疗。

启动抗病毒治疗前所有患者均应该检测基线肾功能[a],评价发生肾功能异常的基线风险[b](详见第 9.2 章:替诺福韦和恩替卡韦毒性的监测)。

[a]基线肾功能检测包括:血清肌酐水平,采用 Cockcroft-Gault(CG)或 MDRD 公式计算估计的肾小球滤过率(eGFR)。通过 http://nephron.com/cgi-bin/CGSI.cgi 可获得在线计算器。对于儿童,可以通过 http://nephron.com/bedsidepedsnic.cgi 采用 Schwartz 或类似公式计算。

CG 公式:eGFR=(140-年龄)×(体重)× 0.85(女性)/(72×血肌酐)体重:千克;血肌酐:mg%

MDRD 公式:eGFR=175×血肌酐$^{-1.154}$×年龄$^{-0.203}$×1.212(黑种人)×0.742(女性)

像 HIV 感染者中常见的那样,如果肌肉总量低于年龄和性别对应的标准值时,利用这些公式估计的 GFR 可能会低估肾功能异常的程度[1]。

肾功能异常相关的高危因素包括:失代偿期肝硬化、CrCl<50ml/min、老年人、BMI<18.5kg/m² (或体重低于 50kg)、控制不佳的高血压、蛋白尿、未控制的糖尿病、活动性肾小球肾炎、为控制 HIV 而合用肾毒性药物或提高蛋白酶抑制剂(PI)的用量以及实体器官移植。

6.1 背景

30 年来,从 IFNα 到现在的 NAs,CHB 的治疗结局不断改善[2](参见第 3.8 章:抗病毒治疗和表 3.2)。目前,有 7 种抗病毒药物(6 种 NAs 即拉米夫定、阿德福韦、恩替卡韦、替比夫定、替诺福韦、恩曲他滨,以及普通 IFN 和两种类型的 PEG-IFN)被批准并广泛用于 CHB 的治疗。尽管所有 NAs 均作用于 HBV 聚合酶,但其机制有所不同,除了药代动力学存在差异外,抑制活性和耐药模式也不尽相同。低耐药屏障药物如拉米夫定广泛用于治疗 CHB,会导致耐药发生率很高。

CHB 患者抗病毒治疗的目的在于减轻(或逆转)肝细胞炎症坏死和肝纤维化,而炎症坏死和肝纤维化可以导致进展性肝病、肝硬化、失代偿肝硬化、肝衰竭、HCC,甚至死亡。不过抗病毒治疗对这些临床结局有何影响,临床试验提供的证据仍然有限。因此,常用这些长期临床结局的替代指标来评价疗效,包括生化指标(以血清 ALT 复常代替肝内坏死炎症缓解)和病毒学标志(HBV DNA 降低至 PCR 检测不到的水平、HBeAg 转阴或发生血清学转换,或者更为罕见的 HBsAg 转阴或血清学转换)

尽管 NAs 可以强效抑制 HBV DNA,但并不能治愈 CHB,原因在于抗病毒治疗并不能清除核内病毒 RNA 转录的模板 cccDNA。因此,目前绝大多数患者需要长期(甚至终身)NA 治疗。尽管 IFN 治疗有其优点如疗程固定、HBsAg 转阴率可能更高,但在资源有限的地区,由于需注射给药、价格高、使用不方便、耐受性差、需要仔细监测等,应用 IFN 的可行性较差。因此，这些指南并没有把 IFN 作为治疗选择，另外 IFN 也不能用于 1 岁以内的婴儿和妊娠期妇女。

6.2 证据总结

问题：证据评价(参见网站附录 2：SRs6a、6b、6c 和 6d)的目的是：在核苷类似物初治的 HBeAg 阳性和 HBeAg 阴性 CHB 成人患者中，与低耐药屏障药物(拉米夫定、替比夫定和阿德福韦)相比，评价高耐药屏障、强效药物(替诺福韦、恩替卡韦)的有效性。关键的结局评价指标是 ALT 复常、HBV DNA 持续检测不到、HBeAg 血清学转换、HBsAg 转阴和纤维化逆转的比例，死亡率和严重不良事件的发生率降低，以及耐药发生的情况。

本指南未考虑 IFN 和 PEG-IFN，因为其在资源有限的地区应用的可行性较差。另外，IFN 不能用于失代偿肝硬化、妊娠、合并甲状腺疾病、合并精神疾病、因并存疾病而接受免疫抑制剂的患者，也不能用于 1 岁以内的婴儿。

系统评价和网络荟萃分析

证据评价包括了 7 项系统评价(参见网站附件 2：SRs6a 和 6c)，基于 47 项临床试验、21 项队列研究和另外 2 项随机对照试验。这些研究分别比较了恩替卡韦和阿德福韦[3]、恩替卡韦和拉米夫定[4]、恩替卡韦和拉米夫定加阿德福韦[5]、替诺福韦和阿德福韦[6]。还有 2 项系统评价对失代偿肝硬化患者分别比较了恩替卡韦和拉米夫定[7]、恩替卡韦和拉米夫定加阿德福韦[8]，12 项研究分析了恩替卡韦或替诺福韦长期用药的有效性和安全性[9-19]。1 项纳入 21 项研究的系统评价分析了替诺福韦在 HBV/HIV 合并感染患者中的应用[20]，还有

1项已发表的针对儿童和(或)青少年患者进行的临床试验[21]。

由于没有任何一项 RCT 直接比较替诺福韦和恩替卡韦,故根据另一项纳入所有 RCT 的系统评价和英国 NICE CHB 指南[55] 制订过程中采用的其他相关资料(包括单药和联合治疗的直接和间接比较)[6,22-54],进行了网络荟萃分析(NMR)(*网站附 2:SR6b*),其目的是直接比较、估计两者的相对有效性,并对不同的抗病毒治疗方案进行排序。

恩替卡韦和替诺福韦比较试验(恩替卡韦对比阿德福韦酯、拉米夫定、拉米夫定加阿德福韦酯;替诺福韦对比阿德福韦酯):恩替卡韦对比阿德福韦酯[3]、恩替卡韦对比拉米夫定[4]有效性的系统评价显示,恩替卡韦治疗患者在随访的 48~72 周达到 HBV DNA 检测不到、肝组织学改善(中等质量证据)以及 ALT 复常的比例更高。另一项系统评价进一步比较了恩替卡韦和拉米夫定加阿德福韦酯[5],结果显示 96 周时这些指标在两组间没有差异,但恩替卡韦能增加 HBeAg 转阴或血清学转换的可能性(*RR* 2.83;95%CI 1.27~6.33)。一项针对 HBeAg 阳性患者的试验[6] 显示,与阿德福韦酯相比,替诺福韦治疗 48 周时 HBV DNA 抑制(<400copies/ml)(*RR* 5.71;95% *CI* 3.35 ~ 9.73〔73.8% vs.12.8%〕)和 ALT 复常(RR 1.25;95% *CI* 1.01~1.55)更为显著。该临床试验的开放随访期间,对在基线时和治疗 5 年时均行肝穿刺的患者进行分析发现,总体有 51% 的患者肝纤维化改善,有 76% 在基线时即有肝硬化者的肝纤维化发生逆转。

网络荟萃分析:网络荟萃分析纳入了包括 5073 例 HBeAg 阳性患者的 21 项配对比较 RCT 和包括 2604 例

HBeAg 阴性患者的 16 项临床试验,均为核苷类似物初治患者。基于 RCT 的证据,NMA 显示替诺福韦单药治疗的患者 1 年时 HBV DNA 检测不到的比例最高,在 HBeAg 阳性 (94.1%,95% CI :74.7%～98.9%)和 HBeAg 阴性 CHB 患者(97.6%,95% CI :56.7%～99.9%)均是如此。在恩替卡韦治疗的 HBeAg 阳性和 HBeAg 阴性 CHB 患者中,这一指标分别是 64.5%(95% CI :49.1%～80.5%)和 91.9% (95% CI :87.3%～95.1%)。其他抗病毒药物治疗 1 年时 HBV DNA 检测不到的比例很低。根据 NICE 技术部门评价 NMA 的检查清单,直接证据的质量被分级为从高到很低。

在失代偿肝病患者中的效果(参见网站附 2:SR6c):一项纳入 13 项比较恩替卡韦和拉米夫定临床试验的系统评价[7]和一项纳入 7 项比较恩替卡韦与拉米夫定加阿德福韦酯的荟萃分析[8]显示,对于核苷类似物初治、成年失代偿期肝硬化患者,恩替卡韦是有效的。这两项荟萃分析均显示,与拉米夫定比较[7],恩替卡韦可以显著改善进展性肝病的积分和其他结局,包括 HBV DNA 检测不到、HBeAg 血清学转换和耐药发生的比例(RR 0.10,95%CI :0.04～0.24);但与拉米夫定加阿德福韦酯相比,差异并不显著[8]。病死率方面没有明显差异。这些研究的证据质量被分级为从低到中等。有关替诺福韦的证据仍需等待。

恩替卡韦和替诺福韦长期应用的效果:根据 7 项有关恩替卡韦的研究[10-15,56,57]和 5 项关于替诺福韦的研究[9,16-20],评价了恩替卡韦和替诺福韦在核苷类似物初治成年患者长期应用(3 年甚至 5 年后)的效果,部分数据源于一项临床试验[6]的 3 项长期、开放、随访性研究(比较了替诺福韦和阿德福韦酯)[18,19]。恩替卡韦或替诺福韦治疗 3 年、5 年后,累积病死率(恩替卡韦 3%、3.8%;替诺福韦 0.7%、1.4%)、HCC 发生率(恩替卡韦 3.9%、6.6%;替诺福韦 1.4%、2.4%)均很低,恩替卡韦在第 5 年时的耐药率仅为 0.8% ~ 1.2%[11-13,15]。3 项关于替诺福韦的前瞻性研究结果类似,但其绝大多数受试者没有肝硬化。恩替卡韦治疗的长期随访数据显示,与未经治疗的患者相比,接受治疗的患者各种临床结局如 HCC 发生率、肝脏相关病死率和全因病死率均有下降,特别是在肝硬化患者[57,58]。有关各种结局的证据质量总体分级为低。

其他人群

替诺福韦治疗 HBV/HIV 合并感染患者:一项系统评价[20]纳入了 23 项替诺福韦治疗 HBV/HIV 合并感染患者的前瞻性和回顾性研究(包括 6 项 RCT),结果显示,随着治疗时间的延长,HBV DNA 检测不到的比例增加(1 年,57.4% [95% *CI*:53.0%~61.7%];3 年,85.6% [95% *CI*:79.2%~90.7%]),而且在 HBeAg 阴性患者高于在 HBeAg 阳性患者[20]。本项评价也是对 2013 WHO 有关 ARV 的应用指南[59](参见第 7.2 章:以何种 ART 方案开始治疗)所做的评价的补充,后一评价显示:与其他五种每日一次或每日两次给药方案相比,每日一次替诺福韦+拉米夫定(或恩曲他滨)+依法韦仑联合用药获得的病毒学应答和治疗效果更好。

儿童和青少年患者的治疗:相关证据源于两项临床试验,其一是替诺福韦治疗青少年患者的安慰剂对照 RCT,结

果显示治疗 72 周时可以获得较高的病毒学应答率（89%）和 ALT 复常率,没有观察到耐药的发生[21];另一项恩替卡韦治疗儿童患者、安慰剂对照试验还在进行中（AI463189）,根据提交给美国 FDA 用作新药申请的数据,治疗 48 周时恩替卡韦在降低儿童 HBV DNA 水平至低于 50IU/ml、促进 HBeAg 血清学转换（24% vs. 2%）和 ALT 复常方面（67% vs. 27%）优于安慰剂。

6.3 推荐理由

权衡应用替诺福韦或恩替卡韦的利弊

抗 HBV 治疗的目的在于减少进展性肝病的发生率和死亡率。指南制订小组强烈推荐应用高耐药屏障的抗病毒药物（替诺福韦或恩替卡韦）作为首选的一线治疗方案,以避免耐药后所造成的不利影响（表 6.1a）,理由如下:

1. 根据系统评价和 NMA 的结果,替诺福韦和恩替卡韦都是 HBV 复制的强效抑制剂和最有效的抗 HBV 药物,在核苷类似物初治的 HBeAg 阳性和 HBeAg 阴性 CHB 患者（以及 HBV/HIV 合并感染者）均可获得更高的 HBV DNA 检测不到率和 ALT 复常率（与拉米夫定或阿德福韦酯相比）。

2. 组织学证据显示,这两种药物抗病毒治疗还可以改善肝纤维化。尽管,临床试验中这些短期结局还没有转化为病死率的差异,但指南制订小组认为,持久有效地抑制 HBV 复制可以作为治疗应答的主要终点和替代标志（参见第 8 章:何时停止抗病毒治疗）。另外,尽管应用强效 HBV 抑制剂发生 HBeAg 血清学转换（HBeAg 阳性患者）的可能性较小（每年

10％～15％)、HBsAg 转阴更为罕见,但持续抑制 HBV DNA 可以延缓疾病进展,不过延缓的程度尚不确定。

3. 这两种药物都有很高的耐药屏障,与拉米夫定和其他低耐药屏障药物相比,长期随访(5 年)耐药发生率很低。不过,在已发生拉米夫定耐药的患者中恩替卡韦耐药经常发生。

4. 长期应用 NA,特别是那些低耐药屏障的药物如拉米夫定、阿德福韦酯和替比夫定,耐药突变株的选择最为令人关注。几个耐药位点的积累会降低疗效,导致交叉耐药,并进一步限制未来药物的选择。拉米夫定发生耐药突变的比例最高,可以高达 70％～80％,年发生率约为 20％ [44,60,61]。序贯治疗可能导致多重耐药,如序贯使用拉米夫定、阿德福韦和恩替卡韦时。对替诺福韦而言,有关与其耐药相关的 HBV DNA 聚合酶上氨基酸置换尚无明确报道,治疗期间发生的病毒学突破被归咎于依从性差。因此,替诺福韦和恩替卡韦所致耐药发生率很低。不过,恩替卡韦耐药经常发生于既往出现过拉米夫定耐药的患者,这会限制其在亚洲的应用,因为拉米夫定在亚洲被广泛应用。

5. 给药方便(每日一次口服)、副作用少、极少需要监测毒性,有助于中低收入国家接受替诺福韦和恩替卡韦(参见第 9.2 章:替诺福韦和恩替卡韦毒性监测)。使用高耐药屏障 NAs 时,不需要根据 HBV 耐药检测来指导治疗。

6. 尽管只有少部分儿童有抗病毒治疗指征,但替诺福韦和恩替卡韦对儿童患者同样有效。替诺福韦被批准用于年龄≥12 岁的儿童,恩替卡韦被批准用于 2 岁以上的儿童(参见表 6.1b)。

7. 替诺福韦还可以为各种特殊人群提供优化治疗的可能性,如替诺福韦＋拉米夫定(或恩曲他滨)对 HIV/HBV 合并感染者是首选的核苷反转录酶抑制剂(NRTI)基本用药,还可以应用于合并结核的患者及妊娠女性。

HBV/HIV 合并感染者(参见第 11.2 章:特殊人群的管理):2013 WHO ARV 应用指南中 [59],替诺福韦＋拉米夫定(或恩曲他滨)＋依法韦仑联合简化用药方案被推荐为成年 HIV 感染者的首选用药,包括妊娠女性和结核病合并 HBV 感染者,原因如下:

- 与其他每日一次或每日两次给药方案相比,该方案能获得更好的病毒学应答。

- 与其他 ARV 药物相比,早期妊娠服用依法韦仑不会增加出生缺陷的风险。

- 作为固定剂量合并用药,可以每日只服用 1 片。

- 可以为各种特殊人群提供优化治疗的可能性,如替诺福韦＋拉米夫定(或恩曲他滨)对 HIV/HBV 合并感染者是首选的核苷反转录酶抑制剂(NRTI)基本用药,还可以应用于合并结核的患者及妊娠女性。依法韦仑是 HBV/HIV 合并感染者首选的非核苷反转录酶抑制剂(NNRTI),与奈韦拉平相比该药的肝毒性更小。

权衡应用 NAs 和 IFN 的利弊

与 IFN 相比(这些指南中没有考虑 IFN),NAs 的主要优点在于给药方便(每日一次口服)、耐受性好、经济可承受性强,缺点在于大多数患者需要终身用药,累积费用增高(参见第 12 章:管理者实施方案注意事项)、耐药风险加大。

指南制订小组意识到在一些非常特殊情况下可以考虑

应用 IFN，例如在可以检测 HBV DNA 载量和基因分型、可以获得 IFN 或合并 HDV 感染时，因为 IFN 能够提供有限疗程的短期抗病毒治疗。但需要考虑 IFN 的各种绝对和相对禁忌证，包括失代偿期肝硬化和脾大、甲状腺疾病、自身免疫性疾病、严重冠心病、肾移植、妊娠、癫痫和精神疾病、合并应用某些药物、视网膜病变、血小板减少或白细胞减少。IFN 也不能用于 1 岁以内的婴儿。

价值和偏好

副作用少，给药方便（每日一次口服），极少需要监测毒性，有利于大多数国家特别是中低收入国家的个人和卫生保健人员接受替诺福韦和恩替卡韦。大多数患者需要长期甚至终身治疗（参见第 8 章：用于治疗失败患者的二线方案；第 9.2 章：替诺福韦和恩替卡韦毒性监测）对患者的长期依从性和卫生保健人员的持续监测提出了挑战，特别是在临床结局和生存获益不明确时。不过替诺福韦对大多数 HBeAg 阳性和 HBeAg 阴性 CHB 患者（包括高病毒载量者），可以有效地抑制 HBV DNA 至低于 $15\,IU/ml$，使资源有限的地区对常规监测 HBV DNA 的需求降至最低。

资源配置

尽管替诺福韦年均费用为 $50\sim350$ 美元，在一些亚洲国家达 500 美元，但在许多中低收入国家特别是作为全国 ART 项目的一部分，仿制药替诺福韦一般均能以较低价格买到。尽管目前恩替卡韦价格较高，但由于其专利保护到期、每日用量低，有可能通过很低的成本生产（参见 12 章：管理者实施方案注意事项）。许多地区替诺福韦和恩替卡韦费用较高导致诸如拉米夫定这类低耐药屏障的药物仍在广泛使用,尽管发生的耐药可导致额外支出。许多国家在 ART 项目之外,对于未合并 HIV 感染的 CHB 患者使用替诺福韦有诸多限制,对此指南制订小组也表达了关注。通过一系列机制如与药品专利联盟协商获得类似于 HIV 患者的专利应用许可,进而降低费用,替诺福韦有可能成为中低收入国家能承受并广泛应用的药物。

应用高耐药屏障药物的患者,副作用极少,每日 1 片,抗病毒期间的监测和护理人员的付出可以减到最小。不过 HBV DNA 检测价格高(100~400 美元),即使在不能常规检查 HBV DNA 的国家,为评价治疗应答和肾毒性进行最低限度的监测也难以保证。

表 6.1.a 推荐治疗成人 CHB 的药物及其剂量(参见表 9.1:成人肾损害患者的推荐剂量)

药物	剂量
替诺福韦	300mg[a],每日一次
替诺福韦十恩曲他滨	替诺福韦 245mg;恩曲他滨 200mg
恩替卡韦(成人代偿期肝病、未用过拉米夫定者)	0.5mg,每日一次
恩替卡韦(成人失代偿期肝病)	1mg[a],每日一次

[a] 富马酸替诺福韦酯(TDF)相当于替诺福韦酯 245mg 或替诺福韦 136mg

富马酸替诺福韦艾拉酚胺(TAF)是一种口服生物利用好的替诺福韦的前体药物,与替诺福韦相比,肾和骨的毒性降低

表 6.1. b 推荐治疗儿童 CHB 的药物及其剂量(参见表 9.1:成人肾损害患者的推荐剂量)

药物	剂量	
替诺福韦(年龄≥12 岁、体重至少 35kg 的儿童)	300mg 每日一次	
恩替卡韦(年龄≥2 岁、体重至少 10kg 的儿童。体重不超过 30kg 的儿童应采用口服液)	口服液的每日推荐剂量(ml)	
	体重(kg)	初治患者[a]
	10~11	3
	>11~14	4
	>14~17	5
	>17~20	6
	>20~23	7
	>23~26	8
	>26~30	9
	>30	10

[a] 体重超过 30kg 的儿童应该每日服用 10ml(0.5mg)口服液或 0.5mg 片剂 1 片

表 6.2 其他治疗成人 CHB 的药物及其剂量

药物	剂量
替比夫定	600mg 每日一次
拉米夫定	300mg 每日一次

续表

药物	剂量
阿德福韦	10mg 每日一次
聚乙二醇干扰素 α-2a[b]	180μg 每周一次[a]
聚乙二醇干扰素 α-2b[b]	每周 0.5μg/kg 或每周 1.0μg/kg

[a] 如果肌酐清除率低于 30ml/min，减量至 135μg

[b] IFN 存在许多相对和绝对禁忌证，包括失代偿期肝硬化和脾大、甲状腺疾病、自身免疫性疾病、严重的冠心病、肾移植、妊娠、癫痫和精神疾病、合并应用某些药物、视网膜病变、血小板减少或白细胞减少。IFN 也不能用于 1 岁以内的婴儿

知识点 6.2　抗病毒治疗开始前的评估

全面评估、告知患者对成功抗病毒治疗很重要。第 5 章的知识点 5.1 概述了抗病毒治疗开始前告知和准备的关键点。包括评估肝病的严重程度和病毒复制水平、调整生活方式、告知启动治疗需要的特殊要求和准备、评估肾功能异常的风险、检测基线肾功能。

知识点 6.3　监测抗病毒治疗的依从性

对抗病毒治疗的依从性进行目标性监测对于长期有效地管理 CHB 患者是必需的。每次随访都是评估和强化治疗依从性的机会，可以视当地情况，采取不同方法的组合。

自我报告：询问患者或其护理人员在过去确定的日期内或上次随访以来漏服多少次药物，这有助于估计依从性。不过，尽管这种方法常用，但患者可能难以准确记住或不报告漏服次数。经常强调记住和（或）记录用药次数的重要性，创造促进患者诚实报告的就诊氛围，这对于常规有效地监测依从性至关重要。

监测病毒载量：监测 HBV DNA 是发现和证实治疗失败的最佳方法，治疗失败常常是因为依从性差，以及诸如缺药或药物吸收不良等原因。监测病毒载量有助于保健人员实时监测患者的依从性，还需要辅以其他方法。

药房发药记录：药房发药记录可以显示抗病毒治疗患者何时取药。如果患者没有按照确定的时间取药，表明其依从性不好。许多情况下，患者是在接受医疗服务时可能会取药，不管其依从性如何。因此，仅仅根据药房发药记录，保健人员易于高估患者的依从性，所以应该结合其他方法。

长期服用替诺福韦和恩替卡韦的患者需要对治疗应答和肾毒性进行持续监测（参见第 9.2 章：替诺福韦和恩替卡韦毒性的监测）。

研究空白

● 评估抗病毒治疗对 CHB 患者肝脏相关和全因发病率和死亡率的影响，特别在中低收入国家。

● 开展以替诺福韦和恩替卡韦治疗 CHB 及其成本-效益分析研究，特别是在撒哈拉以南地区以及在适于抗病毒治疗的儿童中。

● 广泛开发、评价能达到治愈目的的抗病毒策略,即持续清除 HBV 感染(治愈),可以停止的治疗方法。包括直接靶向于被感染细胞的药物以及增强 HBV 特异性适应性免疫应答或激活肝内固有免疫的新型免疫治疗方法。

7. 推荐:治疗失败后的二线抗病毒治疗

> **推荐意见**
>
> ● 确认或怀疑(例如既往应用过或原发无应答的患者)对抗病毒药物耐药[a,b,c](包括拉米夫定,恩替卡韦,阿德福韦酯[d]或替比夫定)的患者,推荐换用替诺福韦[e]进行治疗。(强烈推荐,证据质量低)

[a] 治疗失败:可以为原发或继发

在可以检测 HBV DNA 的情况下:原发抗病毒治疗失败定义为开始治疗 3 个月内 HBV DNA 水平不能下降 $\geqslant$ 1xlog$_{10}$ IU/ml。继发抗病毒治疗失败定义为初始抗病毒治疗有效(血清 HBV DNA 水平下降 $\geqslant$ 1 xlog$_{10}$ IU/ml)的患者中 HBV DNA 水平较最低点上升 $\geqslant$ 1 xlog$_{10}$ IU/ml

在不能检测 HBV DNA 的情况下:出现以下情况应怀疑治疗失败或出现耐药:应用低耐药屏障抗病毒药物并且(有记录或怀疑)依从性差,实验室检查如血清转氨酶升高,和(或)肝病进展的依据。注解:ALT 水平升高出现较晚,是相对较差的预测耐药的指标。通过对 HBV DNA 聚合酶区测序并发现特殊耐药位点可证实抗病毒药物治疗失败

[b] 对所有确认或怀疑抗病毒药物耐药的患者均应强调治疗依从性(见第 6 章,6.2 节,监测抗病毒治疗的依从性)

[c] 一些国家和医疗机构可能考虑在有抗病毒治疗失败的证据前,就把应用低耐药屏障的抗病毒治疗方案改为应用替诺福韦,但是本指南未给出正式的推荐意见

[d] 对于阿德福韦耐药,可考虑换用替诺福韦或恩替卡韦

[e] 至今,尚未有替诺福韦耐药的报道。如果出现原发无应答,应强调并监测治疗依从性,因此目前尚未有换用替代药物治疗的指征

7.1 背景

NA 长期治疗的一个主要顾虑就是耐药突变株的选择。HBV 复制率高，每日最多可产生 $10^{10\sim12}$ 突变。基线 HBV DNA 水平高、治疗时间较长、治疗时 HBV DNA 水平下降较慢的患者发生耐药的几率较高[1,2]。HBV 聚合酶区的几个耐药突变并不只是降低一种 NA 的疗效，而是可导致几种药物交叉耐药，影响后续治疗的选择。尤其是应用低耐药屏障 NAs（拉米夫定，阿德福韦和替比夫定）单药序贯治疗的患者风险更大[3-8]。一旦发生耐药突变，突变株保留在病毒群中，如果再应用同一药物或有交叉耐药的抗病毒药物，则突变株迅速被选择出来。抗病毒药物耐药通常可导致治疗过程中 HBV DNA 水平升高或初始应答后发生病毒反弹，接着出现有 ALT 升高的生化学突破，有些患者出现肝炎发作并进展为肝功能失代偿[6]。对于这些之前应用拉米夫定、阿德福韦或替比夫定患者的治疗方法，通常是基于强效 NAs 替诺福韦和恩替卡韦体内外实验的有效性和对不同 NAs 间交叉耐药模式的认识[1,7,8]。

6 种已经批准上市的 NAs（拉米夫定，阿德福韦，恩替卡韦，替比夫定，替诺福韦，恩曲他滨），拉米夫定耐药率最高，恩替卡韦耐药率很低（拉米夫定和阿德福韦经治患者除外），替诺福韦尚未发现耐药。一些国家对高 HBV DNA 水平的 CHB 患者广泛应用拉米夫定已经导致了拉米夫定耐药乙型肝炎的高负担。在 HBV 流行率较高的亚太地区，主要为围生期或儿童早期感染，广泛应用拉米夫定和阿德福韦，且无适当的二线治疗药物，因此拉米夫定耐药在这一地区具有特殊的重要性[1,2,9-15]。

7.2 证据总结

问题：证据评价的目的是获得对低耐药屏障药物（拉米夫定，替比夫定或阿德福韦）单药治疗、发生耐药导致治疗失败的患者的最有效治疗方案（见网页附录 2：SRs7，6b 和 6d）。所分析的干预措施包括换用高耐药屏障药物（如替诺福韦或恩替卡韦）与加用第二种药物（联合治疗）或继续应用低耐药屏障药物（拉米夫定，替比夫定或阿德福韦）相比较。主要结局包括 ALT 复常、HBV DNA 检测不到、HBeAg 血清转换、HBsAg 消失、纤维化分期逆转、死亡、严重不良反应及抗病毒治疗耐药的比率。

系统评价和网络 meta 分析

系统评价（见网页附录 2：SR7）是基于一篇已报道的系统评价[16]所包括的中国和韩国的 5 项 RCTs 研究和 3 项非随机研究数据，以及几项拉米夫定耐药或部分应答患者的随机试验结果[17-23]。纳入的研究比较了换用恩替卡韦或继续应用拉米夫定，或拉米夫定加阿德福韦联合治疗的效果。

换用恩替卡韦（与继续应用拉米夫定相比）治疗 96 周可显著改善病毒学和生化学结局[17-20]。但在治疗 5 年后恩替卡韦耐药率较高。由于数据不精确，这些结果的证据质量是中等。在比较恩替卡韦和拉米夫定加阿德福韦联合治疗的系统评价中，治疗 48 周后所评估的结局（HBV DNA 检测不到，ALT 复常，和 HBeAg 血清转换）没有任何差异[16]。这些结果的证据质量低或很低。

网络 meta 分析:由于没有 RCT 研究直接比较恩替卡韦和替诺福韦,故基于另一项用于制订 NICE 慢性乙型肝炎指南,纳入了全部相关 RCT 数据(包括单药、联合和序贯治疗的直接和间接比较)[18,24-32]的系统评价[33],进行了一项网络 meta 分析(见网页附录 2:SR6b)以直接比较和评估不同抗病毒治疗的相对有效性及排序。被评估的治疗包括换用高耐药屏障的 NA 或继续单药治疗或联合治疗,包括以下药物:替诺福韦、恩替卡韦、阿德福韦、拉米夫定、替比夫定和恩曲他滨(与替诺福韦联合)。

所纳入的 7 项 RCTs 成对比较了 919 例 HBeAg 阳性、拉米夫定耐药的患者,研究其 HBV DNA 检测不到(<300copies/ml[即 60IU/ml])的结局,6 项研究包括了 771 例患者 HBeAg 血清转换的结局[33]。在所有被评估的治疗中,治疗 1 年后 HBV DNA 检测不到和 HBeAg 血清转换率最高的是替诺福韦治疗,其次是恩替卡韦联合阿德福韦治疗,其HBV DNA 检测不到的比例分别为 66.2% 和 33.8%,HBeAg 血清转换率分别为 39.8% 和 31.2%。替诺福韦治疗1 年后,预计 89%(95%CI:51.8%~98.2%)的拉米夫定耐药患者能达到 HBV DNA 检测不到,17.6%(95% CI:1.4%~74.9%)能达到 HBeAg 血清学转换。无 HBeAg 阴性的拉米夫定耐药患者的网络 meta 分析结果。直接证据(成对比较)的质量是中等或很低。

7.3 推荐理由

权衡利弊
指南制订小组认识到,在一些国家广泛应用拉米夫定和其他低耐药屏障 NAs 作为一线治疗 CHB,已经导致耐药 CHB 的高负担。总的来说,指南制订小组认可应用强效、无交叉耐药位点的药物治疗耐药 CHB 的原则。

因此,指南制订小组推荐把换用替诺福韦单药治疗作为确认或怀疑拉米夫定耐药患者的最有效抗病毒治疗,原因如下:

1. 尽管缺乏来自 RCTs 的直接证据评估替诺福韦对 HBV 耐药人群的疗效,来自网络 meta 分析的证据显示,在所有抗病毒药物中,治疗 1 年后,替诺福韦使拉米夫定耐药人群获得 HBV DNA 低水平或检测不到的可能性最大。虽然没有关于 HBeAg 阴性患者的网络 meta 分析数据,但指南制订小组认为 HBeAg 阴性患者可以应用相同的换用替诺福韦治疗的方案。这个方案可能对延缓疾病进展有益,并能减少可能存在的耐药株传播。

2. 继续应用无效的抗病毒药物可能导致严重后果,HBV 持续复制可增加疾病进展为肝硬化、终末期肝病和 HCC 的风险。

3. 应用没有交叉耐药位点的替诺福韦可以避免在耐药 HBV 突变中选择出现补偿突变及发生耐药。临床和分子水平的证据表明,拉米夫定耐药(L180M＋M204V/I)导致替比夫定和恩替卡韦的交叉耐药,但无替诺福韦交叉耐药。另外,虽然应用恩替卡韦的初治患者很少出现治疗失败和发生耐药,但在拉米夫定耐药的患者经常出现对恩替卡韦的耐药。因此,指南制订小组推荐恩替卡韦不作为确认或怀疑拉米夫定耐药患者的挽救治疗[34]。

4. 原发无应答(定义为在可以检测 HBV DNA 的情况

下,治疗 3 个月后 HBV DNA 水平下降小于 1 个 log)很少出现于应用恩替卡韦或替诺福韦治疗,并且依从性好的患者,但可出现于应用拉米夫定、阿德福韦、替比夫定治疗的患者。应用阿德福韦或替比夫定或恩替卡韦对拉米夫定耐药的CHB 患者进行序贯治疗,可能导致多重耐药,应尽量避免。

5. 对拉米夫定、阿德福韦、替比夫定或恩替卡韦耐药的患者,换用替诺福韦单药治疗可简化临床管理和药品采购。

6. 系统评价中关于加用 NAs 或联合应用 NAs 可使拉米夫定耐药患者更多获益的证据很少。

7. 通过一系列机制,包括与药品专利联盟组织协商获得用于 HIV 感染的专利许可协议(也可用于 HBV 感染)、降低价格,替诺福韦有可能在中低收入国家更广泛地应用并可负担得起。

8. 指南制订小组也认识到,病毒学突破最常见的原因是依从性差。因此,应定期强调治疗依从性的重要性,尤其是对于明确发生病毒学突破的患者。

指南制订小组也认识到,降低未来拉米夫定耐药负担的最有效策略是广泛应用高耐药屏障的 NAs 作为一线治疗。指南制订小组意识到一些国家和医师考虑在出现治疗失败之前低耐药屏障药物的抗病毒方案换为替诺福韦,但是未做出正式的推荐意见。

资源方面的考虑

药物成本:见第 6 章:一线抗病毒治疗:资源方面的考虑。

治疗失败的诊断:检测 HBV DNA 水平和耐药是确认治疗失败和 HBV 基因型耐药的基础,但是在中低收入国家上述措施很难实现。在这种情况下,更多基于临床怀疑和血清转氨酶升高来确认耐药的发生。但是,ALT 升高出现较晚,是一项相对较差的预测耐药的指标[35]。在不能做耐药检测的国家,换用替诺福韦不会增加成本,但这可能不适用于亚洲国家。

知识点 7.1　诊断治疗失败

客观监测抗病毒治疗的依从性对长期有效地管理 CHB 患者非常重要。每一次门诊访视都是评估和强调治疗依从性的机会,需要结合当地情况,联合采取多种办法。

应该对所有确诊或怀疑抗病毒耐药的患者强调治疗依从性。见第 6 章,表 6.2,监测抗病毒治疗依从性。

治疗失败的定义

在可以检测 HBV DNA 的情况下:原发抗病毒治疗失败定义为开始治疗 3 个月内 HBV DNA 水平不能下降 $\geq 1 \times \log 10 \mathrm{IU/ml}$。继发抗病毒治疗失败定义为初始抗病毒治疗有效(血清 HBV DNA 水平下降 $\geq 1 \times \log 10 \mathrm{IU/ml}$)的患者中 HBV DNA 水平从最低点反弹上升 $\geq 1 \times \log 10 \mathrm{IU/ml}$。

在不能检测 HBV DNA 的情况下:出现以下情况应怀疑治疗失败或出现耐药:应用低耐药屏障抗病毒药物并且有记录或怀疑依从性差,实验室检查如血清转氨酶升高和(或)肝病进展的依据。

注释:ALT 水平升高常出现较晚,是相对较差的预测耐药的指标。

可以通过对 HBV DNA 聚合酶区测序并发现特殊耐药位点来证实抗病毒治疗失败。

研究空白

● 进一步评估 ALT 水平变化和其他标志物在发现基因型和表型耐药方面的应用及预测价值。

● 评估应用高耐药基因屏障的 NAs 治疗对治疗失败患者的影响,及对其他重要的治疗结局如组织学改善、再次耐药及不良反应的影响。

8. 推荐:何时停止治疗

参见第9章:监测及第6章:知识点6.2监测抗病毒治疗的依从性

推荐

终身核苷(酸)类似物治疗

● 所有有肝硬化临床证据[a](或 APRI 评分＞2 的成人)的患者都需终身接受核苷(酸)类似物治疗,不应中止治疗,因为停药可能导致病毒再激活,进而导致严重的慢加急性肝损伤。(强烈推荐,低证据等级)

停药

● 仅下列情况可考虑停止核苷(酸)类似物治疗:

- 无肝硬化相关临床证据[a](或 APRI 评分≤2 的成人)。

- 并且能够长期密切随访并监测有无病毒再激活。

- 并且对初始 HBeAg 阳性患者,若有证据表明 HBeAg 消失并血清学转换为抗- HBe,且完成至少一年的巩固治疗。

- 同时要求 ALT 水平持续正常[b] 且 HBV DNA 持续检测不到(有条件检测 HBV DNA 水平时)。

若无条件检测 HBV DNA 水平:无论之前 HBeAg 状态如何,若有证据表明 HBsAg 持续消失且巩固治疗至少一年后,可以考虑中止核苷(酸)类似物治疗。(有条件推荐,低证据等级)

再治疗

● 停止核苷（酸）类似物治疗后可能出现复发。若有持续病毒再激活的征象（HBsAg 或 HBeAg 转阳，ALT 升高，或 HBV DNA 又能检测到（有条件检测 HBV DNA 时c）则推荐再治疗。（强烈推荐，低证据等级）

ᵃ失代偿肝硬化临床特征：门脉高压（腹水、静脉曲张破裂出血以及肝性脑病）、凝血功能障碍或肝功能不全（黄疸）。进展期肝病/肝硬化的其他临床特征还可能有肝大、脾大、瘙痒、乏力、关节痛、肝掌、水肿

ᵇCHB 患者 ALT 水平会有波动，需要纵向监测以判定趋势。ALT 正常值上限被定义为男性 30U/L，女性 19U/L（基于丙型肝炎患者肝组织学中观察到的高敏感性），尽管应该采用当地实验室的正常范围[1]。ALT 持续正常/异常被定义为 6～12 个月内不定期或 12 个月内定期 3 次 ALT 测定值低于或高于正常值上限

ᶜ参见 9.1 章：治疗前、治疗中、治疗后患者监测。尽管所依据的证据有限，建议停药后第 1 年，前 3 个月每月检测 1 次 ALT 和 HBV DNA 水平；以后每 3 个月检测 1 次，以监测有无严重恶化

8.1 背景

慢性乙型肝炎抗病毒治疗的主要目标是通过防止疾病进展为严重肝病（失代偿期肝硬化和肝衰竭）、HCC 和死亡，从而提高生存率，改善生活质量。这一目标可以通过将 HBV DNA 抑制到低于检测下限来实现。HBsAg 消失和（或）血清学转换被认为是抗病毒治疗的理想目标，也是 HBeAg 阳性和阴性患者共同的持续治疗应答标志，但在 HBeAg 阳性患者仅有一小部分（5 年后 10%～15%）能达

到此目标，在 HBeAg 阴性患者能实现者更为罕见。对 HBeAg 阳性患者，HBeAg 血清学转换也可视为指导停药的潜在指标，但即使应用了强效的核苷（酸）类似物，此目标依然不常见。

尽管核苷（酸）类似物是 HBV DNA 复制的有效抑制剂，但由于其不能清除细胞核或整合病毒基因中的复制模板 cccDNA，故不能彻底根治。因此，对患者和政策制定者，尤其是中低收入国家的来说，虽然有限疗程的核苷（酸）类似物治疗有相当多的好处，但通常需要长期维持抗病毒治疗。对部分达到了抗-HBe 血清学转换且 HBV DNA 持续检测不到的 HBeAg 阳性患者，有限疗程的治疗或许是可能的。但在资源有效的情况下，例如难以监测 HBV DNA 时，尚不明确治疗需持续多长时间、何时以及在何种情况下可以停止核苷（酸）类似物治疗。

8.2 证据总结

问题：证据评价的目的是评估应该采用什么样的停止治疗标准（见附件 2：*SRs8a 及 8b*）。本评价分析了 HBeAg 阳性和阴性患者停止抗病毒治疗后治疗应答的持久性，以及持久应答的预测因素。结局包括 HBeAg 血清学转换、HBsAg 消失、HBV DNA 检测不到、肝脏相关疾病患病率（纤维化、肝硬化、终末期肝病、HCC）、肝病进展、纤维化分级逆转、死亡率、严重不良反应及抗病毒耐药问题。

没有检索到直接比较抗病毒治疗不同持续时间（例如，在特定时间点停止治疗与连续治疗）的系统评价或 RCT 研究。不过，检索到了 26 项前瞻性和回顾性观察性研究和 1

项 RCT 研究,报道了不同抗病毒药物停药后的复发率——拉米夫定[2-19]、阿德福韦[20-22]、恩替卡韦[23,24]、联合药物治疗[25-28],停药前的治疗时间长短不一,治疗应答也各异。由于治疗时间、治疗停止后的随访、治疗中止的标准以及复发的评估方式均存在差异,无法进行结局的汇总分析。

总体而言,病毒应答不持久,治疗中止(各研究定义不同)后,若巩固治疗不到 1 年,则停药 1 年的复发率在 40%～95%[2-20,25-27]。拉米夫定停药后,复发率随着随访时间延长而增加(1 年:16%～66%;3 年:26%～52%;5 年:30%～56%),在此后 12～24 个月趋于稳定。另一项研究中,与继续治疗者相比,达到 HBeAg 血清学转换后停药者 90%再次出现病毒血症,38%出现 ALT 反弹[28]。有少数几项研究(3 项关于恩替卡韦,无替诺福韦相关研究)发现高耐药基因屏障核苷(酸)类似物停药后的复发率也很高。恩替卡韦治疗约 1 年,有病毒学应答的 HBeAg 阴性患者中,仅 3%在停药 6 个月后仍有持续应答(HBV DNA<300copies/ml)[24]。更进一步的前瞻性研究发现,1 年复发率(HBV DNA 升高和 ALT 升高)分别为 53%和 29%[23]。大多数复发在停药 6 个月后出现。

与停药后复发率增加相关的独立因素包括:肝硬化、老年、NA 治疗时间较短、治疗前 HBV DNA 水平较高[29-32]。这些研究提供的抗病毒治疗停止后复发率和危险因素相关的证据总体质量评价为"极低"。

8.3 推荐理由

权衡利弊

指南制订小组综合考量了停止抗病毒治疗的获益和风险。停止 NA 治疗的好处是治疗时间有限、依从性更好、患者不易流失、费用降低、肾脏和骨毒性最小化。缺点是治疗中止后原本被抑制的疾病可能再激活，导致不可预测的疾病恶化，甚至可能发展为急性重型肝炎和慢加急性肝衰竭，同时还可能有"停药-再治疗"所带来的耐药风险。中止治疗的患者还要求进行密切长期随访以便尽早发现复发。指南制订小组发现能用于制定停药规则的证据很有限（见 9.1 章：治疗前、治疗中、治疗后患者的监测）。

指南制订小组强烈建议肝硬化患者不要停止抗病毒治疗。他们再激活的风险高，由于肝脏储备功能很差，一旦病情恶化发生肝功能失代偿并危及生命的风险很高。指南制订小组认为，对这些患者而言，停止治疗的风险（或继续治疗的益处）大于有限疗程所能提供的任何好处。已开始治疗的 HBV/HIV 共感染者也应该坚持长期的抗 HBV 治疗。

指南制订小组考虑是否存在任何停药标准或可能考虑停药的特殊患者亚组，特别是初始 HBeAg 阳性，经治疗达到了理想目标或持续病毒学应答的替代标志即 HBeAg 血清学转换或 HBsAg 消失的患者。总体而言，证据表明即使采用了强效核苷（酸）类似物（恩替卡韦或替诺福韦）治疗，也很少能使 HBeAg 阳性患者发生 HBeAg 血清学转换或 HBsAg 消失, HBeAg 阴性患者发生 HBsAg 消失或抗-HBs 血清学转换则更为少见。而且, 即便使用强效核苷(酸)类似物, 且达到 HBeAg 血清学转换, 仍有相当比例的患者在停止治疗后复发。目前也没有替诺福韦停药后的复发率低于恩替卡韦的明确证据。

考虑到大多数患者需要长期抗病毒治疗, 鉴于在某些资源受限的情况下不便于进行监测 HBV DNA 水平及规律监测 HBsAg 和 HBeAg 血清学指标, 指南制订小组认为大多患者需要长期治疗, 因而推荐了一个非常保守的停药方案——仅适用一小部分仔细挑选的无肝硬化的 HBeAg 阳性或阴性患者。只有那些有证据表明已达到持续 HBsAg 消失或 HBeAg 阳性者发生抗-HBe 血清学转换后巩固治疗至少 1 年, 且 HBV DNA 持续检测不到(有条件检测时)、ALT 水平持续正常时, 才能考虑停药。由于早期复发(定义为 HBV DNA 或血清 ALT 水平升高, 或血清学逆转换为 HBeAg 阳性)风险很高、且活动性疾病需要再治疗, 故特别要求对这些停药的患者应该在停药后密切监测血清 ALT 水平, 最好能监测 HBV DNA 水平至 1 年。指南制订小组认识到未经控制的 HBV 复制可能对患者有害, 相比持续治疗, 停药可能不是一个好的选择。9.1 章总结了停药后最小监测频率的推荐意见及其理由。尽管有关证据不多, 但仍建议在停药后第 1 年中的前 3 个月, 每月检测 ALT 和 HBV DNA, 以后每 3 个月检测 1 次, 以避免出现病情严重恶化。

价值和偏好

患者、医疗工作者、国家政策制定者更喜欢有限疗程, 而

117

不是无限期或长期治疗。但是，停止治疗后一旦疾病复发导致病情再活动，最初的治疗成果就可能被逆转。鉴于在中低收入国家进行随访监测多有不便，患者和医疗提供者都要求停药后有应持久的应答，从而使停药后疾病进展的风险最小化。达到 HBeAg 血清学转换或 HBV DNA 抑制，但 HBsAg 仍阳性的患者，在停药后（还有那些继续治疗的患者）仍需要继续长期随访和密切监测。*（见 9.1 章：治疗前、治疗中、治疗后患者的监测）*

资源考虑

停止治疗后监测患者是否发生 HBV 再复制，需要监测 HBV DNA 水平。HBV DNA 检测费用相对较高，而且在大多数中低收入国家不能开展。只监测肝酶费用较低，但证据基础有限，当前尚不能推荐用于疾病复发的监测。使用高耐药基因屏障的核苷（酸）类似物时，不要求进行 HBV 耐药检测以指导治疗。

长期替诺福韦或恩替卡韦治疗还有费用方面的考量。虽然，在很多中低收入国家，尤其作为国家 ART 计划的一部分，较容易获得价格低廉的替诺福韦仿制品，其人均年费用仍在 50～350 美元，在部分亚洲国家甚至高达 500 美元。目前，恩替卡韦的费用更高，但由于恩替卡韦专利即将到期且每日剂量较低，有望在一个较低的价位上批量生产。*（见 12 章：项目管理者的执行考量）*

研究空白

● 开展替诺福韦和恩替卡韦在 HBeAg 血清学转换后持续/非持续治疗策略的随机对照研究，揭示停药原则和监测要求。研究对象应包括成人和儿童。

● 开展纵向研究以识别出经替诺福韦或恩替卡韦治疗后再激活、血清学逆转换或转换为抗-HBe 阳性活动性疾病风险低(或高)的 HBeAg 阳性和阴性患者,从而更好地识别出可以尽早停止 NA 治疗的患者。

● 评估以较低价格开展现场 HBV DNA 检测和 HBsAg 定量检测,及其作为决定停药标准及监测复发潜在指标的价值。

9. 推荐：监测

9.1 对慢性乙型病毒性肝炎患者治疗前、治疗中和治疗后疾病进展和治疗应答的监测
9.2 替诺福韦和恩替卡韦毒性的监测
9.3 肝细胞癌的监测

9.1 对慢性乙型病毒性肝炎患者治疗前、治疗中和治疗后疾病进展和治疗应答的监测

推荐

● 建议以下指标每年至少检查 1 次：

-ALT 水平（和 AST 以计算 APRI）、HBsAg[a]、HBeAg[b]、HBV DNA 水平（在可以进行 HBV DNA 检测的情况下）。

-无创检测（APRI 评分或 FibroScan），以在基线时无肝硬化患者中评估是否进展为肝硬化。

-如果正在治疗，则需要定期并在每次随访时监测依从性[c]。（强推荐，中等质量证据）

更为频繁的监测

● 在尚未达到抗病毒治疗标准的患者中：在以下人群中可以考虑更为频繁的监测疾病进展：间断 ALT 水平异常

的患者[d] 或 HBV DNA 水平波动于 2000 ～20 000IU/ml[e]
（在 *HBV DNA 检测可用的地方*）的患者和合并 HIV 感染
的患者[f]。（弱推荐，低质量证据）

● *治疗中的患者或停止治疗后随访的患者*：在以下人
群中可以考虑更为频繁的治疗中监测（第 1 年至少 3 个月
1 次）：进展期疾病患者（代偿或失代偿期肝硬化[g]）；处于治
疗第 1 年的患者以评估治疗应答和依从性；治疗依从性令
人担忧的患者；合并 HIV 感染的患者[f] 以及停止治疗后的
患者。（弱推荐，非常低质量证据）

[a]正在治疗的患者中，监测 HBsAg 消失（尽管很少发生），以及停止
治疗后 HBsAg 转为阳性

[b] HBeAg/抗-HBe 的监测主要适用于起始 HBeAg 阳性的患者。
然而，已经发生 HBeAg 血清学转换以及 HBeAg 阴性、抗-HBe 阳性的
患者可能发生 HBeAg 血清学逆转

[c]见第 6 章：6.2. 监测抗病毒治疗依从性

[d]慢性乙型病毒性肝炎患者的 ALT 水平常波动，故需要长期监测
以确定其走势。ALT 正常值上限定义为男性 30U/L,女性 19U/L,尽
管需应用当地实验室正常值范围[1]。持续异常或正常可以定义为 6～
12 个月内非特定时间间隔或 12 个月内预先确定的时间间隔的 3 次
ALT 水平高于或低于正常值上限

[e] 见第 5 章：治疗人群以及不治疗人群

[f]监测抗病毒治疗的应答和治疗失败的定义（7.3 章）。参见：治疗
和预防 HIV 感染的抗反转录病毒药物应用的综合指南：对公共卫生方
法的建议。日内瓦：世界卫生组织；2013. 这些指南将在 2015 年更新

[g]失代偿期肝硬化定义为发生门脉高压并发症（腹水，静脉曲张破
裂出血和肝性脑病）、凝血功能障碍或肝功能不全（黄疸）。其他进展期
肝病/肝硬化的临床特点可能包括：肝大、脾大、皮肤瘙痒、乏力、关节
痛、肝掌和水肿

知识点 9.1 监测目标

　　在尚不符合抗病毒治疗标准的患者中：监测的目的是为了发现临床状态的改变（例如，出现肝硬化的临床特点）或成人患者 APRI 评分＞2 分、发生 HCC，或 ALT 或 HBV DNA水平的升高，这些均提示已进展为需要治疗的活动性疾病。

　　正在治疗的患者或停止治疗后的患者：治疗中和治疗后监测的目的是评估治疗应答、治疗依从性、治疗副作用、肝脏疾病进展和 HCC 的发生、停止治疗的可能性，以及停止治疗后及早发现再活动。

　　（见第 6 章：知识点 6.2 监测抗病毒治疗的依从性）

9.1.1 背景

　　慢性乙型肝炎（CHB）是一种动态变化的疾病，CHB 患者在抗病毒治疗前、治疗中和治疗停止后需要随访和监测以了解疾病进展和 HCC 的发生、治疗应答及其毒性。治疗前监测的目标是为了发现疾病的变化模式和进展以及何时开始治疗。这可以通过纵向监测 ALT，以及在可能的情况下监测 HBeAg和 HBV DNA 水平来确定。血清 ALT 水平波动或持续异常以及 HBV DNA 水平＞20 000IU/ml 提示疾病进展并需要治疗。相反，HBV 复制水平下降、ALT 水平复常以及由 HBeAg 到抗-HBe 的血清学转换则提示疾病自发改善。这些现象提示预后较好，不需要治疗。相似的，对于 HBeAg 阴性、ALT 水平正常及 HBV DNA 水平低的非活动性疾病者（以前称为非活动性HBsAg 携带者），也需要定期监测 HBV DNA 和 ALT 水平，以确认他们维持在非活动携带者状态或确定其治疗的时机，发现ALT 或 HBV DNA 水平的升高或进展为肝硬化的证据。在治疗中和治疗停止后也需要进行持续监测，其目的是评估治疗应答、治疗依从性、潜在的副作用，发现潜在的治疗终点，以及停止治疗后及早发现再活动[2]。对慢性乙型肝炎患者还需要监测 HCC 的发生(见 9.3 章: HCC 的监测)。

由于证据有限，为判断治疗前疾病状态改变以及评估治疗应答而监测血清学指标(HBeAg 和 anti-HBe，血清 ALT 和 HBV DNA)的最佳时机和频率还没有完全确定[2]。所需的检查项目及其检测频率取决于患者的血清学指标(HBeAg 阳性或阴性)和 HBV DNA 水平。

9.1.2 证据总结

问题：证据评价的目的在于确定监测的时机和频率，以便能在尚未开始抗病毒治疗的患者中发现疾病进展；在接受治疗的患者中观察治疗应答；并发现停止治疗后的复发(见网站附录 2: SRs5a 和 9a)。没有发现直接比较不同监测方式和监测频率评估疾病进展或治疗应答的研究。因此，本证据总结基于队列研究得出的间接证据，这些队列研究观察了在尚未开始治疗的患者中预测疾病进展，将来再激活的预测因素，或不同阶段的慢性乙肝的预测因素[3,4]。此外，4 篇系统评价[5-8]、两项临床试验[9,10]以及三项回顾性观察性研究[11-13]评估了抗病毒治疗前和治疗过程中不同时间点的转归。有关预测肝脏相关疾病主要结局基线指标的全面评价见第 5 章: 治疗人群以及不治疗人群。

治疗前监测(见网站附录 2: SR5a 和 5.2 章: 证据总结-识别进展危险性最高和很低的患者)

在基于人群的大型前瞻性队列中，血清 ALT 持续正常且 HBV DNA 水平从未超过 20 000IU/ml 者肝脏坏死性炎症和纤维化程度较轻[14-16]，而与 HBV DNA 水平低于

2000IU/ml 者相比,HBV DNA>200 000IU/ml 者往往有组织学变化明显的肝脏疾病。HBV DNA 在 2000~20 000IU/ml 以及 20 000~200 000IU/ml 者,与严重纤维化无明显相关。一项来自台湾的队列研究也显示,在 HBeAg 阴性患者中,ALT 持续正常者的长期预后较好,而随访过程中 ALT 水平大于两倍正常上限进展为肝硬化危险性较高[17]。

非活动性携带者(HBeAg 阴性且 ALT 水平正常):有关监测 ALT 水平以预测将来 ALT 骤升或升高的研究表明,至少 3 个月的监测期可以发现 90% ALT 骤升的患者,但是该项证据没有将失访患者考虑在内。HBV DNA 水平为 2000IU/ml 的患者,在 6 个月或 1 年内发生 ALT 水平升高者的比例低于 3%。这些观察性研究提供的监测再激活的频率方面的证据非常有限,并且由于间接性(没有直接探讨不同监测频率的研究)和极少事件或偏倚风险导致的不精确性,这些证据质量被评定为低或非常低。

治疗中监测(见网站附录 2:SR9a):4 篇系统评价[5-8]、两项临床试验[9,10]以及 3 项回顾性观察性研究[11-13],评估了抗病毒治疗过程中不同时间点的结果。这些数据表明,应用强效核苷(酸)类似物(恩替卡韦和替诺福韦)治疗 48 周[5-8],约 80% HBeAg 阳性患者和 50%~70% HBeAg 阴性患者,甚至失代偿期肝硬化患者[8],可获得治疗应答(HBV DNA 检测不到并且 ALT 水平正常)。需要注意的是,这些发现是基于Ⅲ期临床试验中监测的结果,可能并不能反映中低收入国家的临床实际情况和可行性。

9.1.3 推荐理由

权衡利弊

治疗前监测:在不符合本指南[a](见第 5 章:慢性乙型病

毒性肝炎患者治疗人群和不治疗人群的推荐意见)抗病毒治疗标准的患者中,定期监测的目的是为了持续评估疾病的稳定性,或为了发现进展为需要治疗的活动性疾病。缺少监测可能导致疾病隐匿进展为终末期肝病及其相关并发症,而这些本可以通过早期发现疾病进展及及时抗病毒治疗而避免的。指南制订小组意识到,指导最佳监测频率以追踪疾病状态改变的证据基础有限。监测频率需要适合于疾病的阶段(和进展速率),足以发现疾病明显进展的证据和任何需要治疗的短暂 ALT 骤升,并避免失访,而又不能导致对血清 ALT 水平波动的过度解释,特别是在缺少同时检测 HBV DNA 水平的情况下(HBV DNA 可能升高或降低)。监测 HBeAg 有以下几方面帮助:它表明存在活跃的 HBV 复制和高度传染性,HBeAg 血清学转换(anti-HBe 阳性)后可能会有自发改善,表现为 HBV 复制下降和 ALT 水平复常,通常提示预后良好,不需要治疗。

因此,指南制订小组推荐至少每年监测 1 次 HBeAg、血清 ALT 和 HBV DNA 水平,旨在发现 ALT 或 HBV DNA 水平的持续异常(基于导致随后疾病进展风险的 HBV DNA 和 ALT 升高的阈值),以及进展为基于临床特征或非侵入性检查

---

[a] *见第 5 章:慢性乙型性肝炎患者治疗人群和不治疗人群。不管 HBeAg 状态或年龄,在没有临床或其他肝硬化证据(或基于 APRI 评分≤2)并且 ALT 水平一直正常以及 HBV DNA 低水平复制(HBV DNA<2000IU/ml)的患者中,不推荐进行抗病毒治疗。(强推荐,低质量证据)*

在不能检测 HBV DNA 的地方:30 岁或以下并且 ALT 水平一直正常的 HBeAg 阳性患者可推后治疗。(弱推荐,低质量证据)

（成人 APRI>2 分）而诊断出的肝硬化，而这将是抗病毒治疗的指征（见第 5 章：慢性乙型病毒性肝炎患者治疗人群和不治疗人群）。也可重复进行非侵入性检查，通过 APRI 和 FibroScan 检测值的渐进性改变，以评估进展为肝硬化的情况，而无论 HBV DNA 和 ALT 水平如何，肝硬化都是治疗的指征。

针对 ALT 或 HBV DNA 水平（2000IU/ml 和 20 000IU/ml）反复升高的患者，基于有限的证据，有条件推荐进行更为频繁的监测，因为他们进展为活动性肝炎并需要治疗的风险较高。依照 WHO 抗反转录病毒指南，HBV/HIV 共感染的患者每 6～12 个月需要监测 1 次[19]。该指南将在 2015 年进行更新。

治疗中和治疗停止后的监测：治疗中需要监测以评估依从性，评价病毒抑制是否持续（在可测 HBV DNA 的地方），发现肝脏疾病进展的证据、停止治疗的指征及再治疗的需求。多项临床试验的数据表明，高耐药屏障的强效核苷（酸）类似物（例如，替诺福韦和恩替卡韦）在治疗的 24～48 周时可以将大多数患者的病毒抑制到低水平或检测不到，发生耐药几率很低（但是达到持久终点者有限，特别是在 HBeAg 阳性患者中发生 HBeAg 消失或 HBsAg 消失者很少）。尽管临床试验中没有直接评估监测治疗应答的最少和最优频率，这些数据表明如果可以证实依从性良好，监测可以相对不频繁。因此，指南制订小组推荐至少每年监测 1 次 ALT、HBeAg（为了发现血清学转换为 anti-HBe）和 HBV DNA 水平（在可以进行检测的地方），以及非侵入性检查如 APRI 以评估是否进展为肝硬化。不需要进行 HBV 分型和耐药检测来指导治疗。

基于有限的证据，有条件推荐对以下人群进行更为频繁和仔细的监测：进展期疾病的患者（代偿期或失代偿期肝硬化），因为这些患者治疗后 HCC 的风险虽然减少，但没有完全消除，并且不良事件的风险更高；治疗的第一年以评估治疗应答；治疗依从性令人担忧的患者；以及停止治疗后。指南制订小组注意到如果监测频率太低，将可能存在失访、治疗中断或某些患者不必要的延长治疗。监测对治疗依从性，在资源有限、治疗过程中不能检测 HBV DNA 水平的环境中尤为重要（见第 6 章：6.2. 监测抗病毒治疗的依从性）。治疗过程中监测副作用的方法在 9.2 章中进行了总结。

治疗结束后，需要长期监测（见第 8 章：何时停止治疗）。尽管证据非常有限，ALT 和 HBV DNA 可以在前 3 个月每月检查 1 次，然后在第 1 年期间每 3 个月检查 1 次。如果存在再活动的一致证据（HBsAg 或 HBeAg 变为阳性，ALT 水平增加，或 HBV DNA 再次检测到），推荐再次治疗。

资源考虑

常规的 ALT 和 DNA 监测将影响相关费用。在 HBV DNA 检测不方便的地方，例如中低收入国家（特别是农村地区），至少需要监测血清 ALT 水平以发现疾病进展的风险。然而，对 HBeAg 阳性和 HBeAg 阴性疾病阶段和疾病恶化的解读，不仅需要检测血清 ALT，而且需要同时检测 HBV DNA 水平。非侵入性检查（如 APRI）也可以用于持续评估肝脏疾病的阶段和进展的证据，但是应与临床标准和其他实验室标准（ALT 和 HBV DNA 水平）一起应用以发现需要治疗的患者，因为它们发现肝硬化患者的阳性预测值较低。将 HCC 的常规监测整合到疾病进展的常规监测中，其好处在于为早期发现肝硬化并及时开始抗病毒治疗以避免进展为 HCC 或肝衰竭提供了进一步机会（见 9.3 章：HCC 的监测）。

社区医疗和护士主导的诊所有为非活动疾病的患者和接受治疗的稳定患者提供服务的潜能，而将专科医疗留给进展期疾病、肝硬化、不确定有无进展或治疗指征不明确的患者。如果由医师以外的人员提供医疗和随访，需要对卫生保健人员解释实验室结果提供额外的培训。

9.2 替诺福韦和恩替卡韦毒性的监测

推荐

● 所有患者开始抗病毒治疗前均应考虑监测基线肾功能[a]并评估发生肾功能不全的基线风险。

● 替诺福韦或恩替卡韦长期治疗的患者需要每年监测1次肾功能，儿童患者需要仔细监测生长情况。（*弱推荐，非常低质量证据*）

[a] 基线肾功能评估包括：血清肌酐水平，应用 Cockcroft-Gault（CG）或肾脏病饮食改良（MDRD）公式计算肌酐清除率（CrCl）/估算的肾小球滤过率（eGFR）。在线计算器可在网站 http://nephron. com/cgi-bin/CGSI. cgi 上找到。对于儿童，可以应用 Schwartz 或相似的公式：http://nephron. com/bedsidepedsnic. cgi

CG 公式：eGFR＝(140－年龄)×(体重/kg)×0.85(如果为女性)/(72×肌酐/mg%)

MDRD 公式：eGFR＝175×血清肌酐－1.154×年龄－0.203×1.212(如果患者为非洲裔)×0.742(如果为女性)。

如果肌肉量低于年龄和性别标准，应用这些公式评估 GFR 可能低估肾功能不全的程度，这在 HIV 感染的患者中很常见[1]。

[b] 肾功能不全的高危因素包括：失代偿期肝硬化、CrCl<50ml/min、高龄、体重指数(BMI)<18.5kg/m² (或体重<50kg)、控制欠佳的高血压、蛋白尿、未控制的糖尿病、活动的肾小球肾炎、持续应用肾毒性药物或 HIV 的蛋白酶抑制剂以及实体器官移植

知识点 9.2 评估和监测肾功能

1. 基线时，如果估算的肾小球滤过率（eGFR）＜50ml/min 或有肾功能不全的危险因素，包括长期糖尿病、未控制的高血压或严重的骨量减少/骨质疏松，需考虑避免替诺福韦而应用恩替卡韦，或将替诺福韦减量（依据表 9.1）。在 2～12 岁的儿童或肾功能损害的儿童中不推荐使用替诺福韦。

2. 同时/近期应用阿德福韦或其他肾毒性药物（例如，氨基糖苷类药物、两性霉素 B、膦甲酸、更昔洛韦、万古霉素、西多福韦）者应避免应用替诺福韦，因为会增加肾脏不良反应的风险。

3. 在治疗期间，如果肌酐清除率（CrCl）降至 50ml/min 以下或未发现其他原因引起的肾功能进行性下降，应考虑调整替诺福韦给药间隔或终止治疗（依据表 9.1）并密切监测肾功能。

4. 如果停止治疗，需密切监测肝功能，因为曾有报道终止治疗后有肝炎的严重急性发作，可能需要重新开始抗病毒治疗。

5. 核苷（酸）类似物治疗期间的监测包括：蛋白尿和葡萄糖尿的尿液试纸检测（无糖尿病或血糖控制良好的情况下）、血清肌酐、估计的肾小球滤过率的下降、血磷、尿蛋白/肌酐（或在有条件检测的情况下，磷排泄分数）以及应用替诺福韦儿童的生长情况。在肾功能正常的患者，监测指标至少包括每年 1 次的尿液试纸监测和在可能的情况下检测肌酐以计算 eGFR。

6. 在核苷(酸)类似物治疗期间的监测频率取决于是否存在肾功能不全的危险因素，在高危患者中监测应更为频繁。

a. *肾毒性的高危患者*：如果没有恶化的证据，每6个月监测1次。CrCl<50ml/min的患者需要更为严密的肾功能监测。

b. *肾毒性的低危患者*：如果没有恶化的证据，不常规监测肾功能，或每12个月监测1次。

7. 如果发现骨密度较低或由于骨折怀疑骨密度较低，需要进行适当的咨询。

表 9.1　肾损害成人患者的推荐剂量

| 药物 | 推荐的减量或给药间隔 | | | |
| | CrCl(ml/min)[c] | | | |
	≥50	30～49	10～29	<10,血液透析或连续不卧床腹膜透析
替诺福韦[a,b]	每24小时1片300mg	每48小时1片300mg	每72～96小时1片300mg	每7天或完成12小时透析给1片300mg
	(每24小时7.5勺药粉)	(每24小时160mg[3勺]药粉)	(每24小时60mg[1.5勺]药粉)	(每完成12小时透析给20mg[0.5勺])
恩替卡韦	每天1次0.5mg[d]	每天1次0.25mg	每天1次0.15mg	每天1次0.05mg
		每48小时0.5mg	每72小时0.5mg	每7天0.5mg

续表

药物	推荐的减量或给药间隔			
	CrCl(ml/min)[c]			
	≥50	30～49	10～29	<10,血液透析或连续不卧床腹膜透析
恩替卡韦（失代偿期肝病）	每天 1 次 1mg	每天 1 次 0.5Mg 每 48 小时 1mg	每天 1 次 0.3mg 每 72 小时 1mg	每天 1 次 0.1mg 每 7 天 1mg

CAPD,连续不卧床腹膜透析;CrCl 肌酐清除率

[a]富马酸替诺福韦二吡呋酯(TDF)300mg 等同于替诺福韦二吡呋酯 245mg 或替诺福韦 136mg

[b]替诺福韦还有颗粒包装(在 60g 包装中 33mg/g)以便于吞咽。口服颗粒和片剂的剂量相同

[c]用瘦体重计算

[d]对于剂量低于 0.5mg,推荐应用口服溶液。拉米夫定耐药患者不推荐使用恩替卡韦

9.2.1 背景

替诺福韦主要通过肾脏排泄,其副作用以导致近端肾小管细胞功能不全为特征。严重程度从轻度肾小管功能不全和低磷血症伴亚临床肾功能下降,到典型的范科可尼综合征和肾小球滤过功能受损[1-4]。也有报道,治疗早期可有骨密度轻度下降伴骨质减少或骨质疏松[5-8],更为少见的是出现可能致命的乳酸酸中毒或严重肝大伴脂肪变。已知诱发替诺福韦肾毒性的危险因素包括潜在的肾功能不全、低 CD4 计数和低体重[9-11]。尽管已知可发生小管功能不全,但其肾毒性的潜在机制尚未完全清楚。*MRP7* 基因的遗传变异可能影

响替诺福韦的肾小管转运并导致肾毒性的发生[12]。尽管停用替诺福韦后多数患者肾小管功能不全可以逆转,但也有持续性肾功能不全的报道[13]。恩替卡韦也主要通过肾脏排泄,但导致近端小管功能不全较为少见。除了抗病毒治疗药物的作用外,HBV 感染也可影响肾功能[14,15]。

9.2.2　证据总结

问题:证据评价的目的(*见网站附录 2:SR9b*)是为了在接受替诺福韦或恩替卡韦治疗的慢性乙型肝炎成人、青少年或儿童中评估监测的最佳类型和频率。文献的初步检索没有发现任何试验或研究直接比较不同毒性监测策略的结果,因此评价的重点放在核苷类药物初治和经治患者中与替诺福韦和恩替卡韦相关的长期肾脏副作用。包括 8 项接受替诺福韦治疗成人患者的研究,其中 2 项是 HBV/HIV 共感染的患者,4 项是曾接受恩替卡韦的患者[9,16-22,24,26-32]。没有发现在儿童中的相关研究。由于数据来自于非对照观察性研究,证据的质量被评为很低。

没有研究比较接受替诺福韦患者的监测策略,例如常规毒性监测或无监测或在意识到临床需求情况下的目标性监测。非洲抗反转录病毒治疗发展计划进行了针对 HIV 感染成人的临床试验,将实验室与临床监测进行比较,结果表明经过中位期为 5 年的随访,在接受替诺福韦患者 eGFR 降低的风险增加,但是肾衰竭的风险没有增加(低质量证据)[23]。

数项前瞻性研究报道了经过 2~5 年替诺福韦治疗的肾功能情况[16-19,24]。总的来说,在治疗的第 1 年,在较高比例的患者(8.9%)有血清肌酐水平升高(经常定义为>0.5mg/dl),但是随着随访时间的延长,该数据逐渐降低:第 2 年为

0.8%,第 3 年为 0%。随访 5 年后,1%的患者有血清肌酐水平高于基线,或者肌酐清除率或血磷下降[19]。在失代偿期肝脏疾病的患者中,替诺福韦治疗 48 周时有 9%的患者血清肌酐浓度上升,但是治疗终止时非常少见[20]。在有关恩替卡韦长期(3~5 年)疗效的研究中,不良结局的报道非常有限[25-31]。在一项随机对照研究中,接受 96 周恩替卡韦单药治疗时,有 1.6%的患者血清肌酐水平升高[32]。

HBV/HIV 共感染:短期或中期研究中,在 HIV 感染患者中发生替诺福韦相关肾功能不全的比率也很低[9-11,14,22]。慢性肾脏病包括 HIV 相关肾病的负担严重(高达 25%的开始抗反转录病毒患者有 eGFRs 降低)。超过 5 年随访的前瞻性研究表明,大约 3%的患者经历了血清肌酐水平升高、肾功能及骨密度轻度降低(4.5 年时 eGFR 改变为-9.8ml/min/1.73m²),但是这些副作用的临床意义,尤其是在延长治疗的情况下,尚未明确[9,20]。

在 HBV 单独感染和 HBV/HIV 共感染患者中,与 GFR下降明显有关的独立危险因素包括年龄较高、非非洲裔、基线 eGFR 水平较低、替诺福韦疗程和 HBV DNA 水平>2000IU/ml[8-10]。

在儿童和青少年中:在儿童中曾报道替诺福韦相关的骨密度降低,尽管降低的骨密度对生长方式或骨折风险有何影响尚不明确。在青少年(12 至小于 18 岁)中进行的替诺福韦随机对照试验中,72 周时没有患者出现骨密度下降 6%的安全性终点[34]。尚未确定在儿童中如何最好地测量和监测替诺福韦相关的骨毒性。双能 X 线吸收测定在多数情况下不可能进行,并且不能监测骨软化,但是当儿童接受替诺福韦治疗时推荐进行仔细的生长监测。向 FDA 报告的一项正在进行的恩替卡韦临床试验显示，其在儿童中的安全性与成人一致，超过 48 周疗程后没有肾脏不良事件的报道（AI463289试验）。

监测肾毒性的检查：有关监测替诺福韦相关肾毒性的最佳检查项目的数据有限。数据提示某些患者血清肌酐水平正常但是可能已有肾功能损伤，因此过度依赖血清肌酐绝对值可能会导致预先已有肾脏疾病的患者服用替诺福韦治疗。

与接受替诺福韦治疗、GFR 正常的患者相比，行活检以评估替诺福韦肾毒性的无糖尿病患者频繁出现糖尿且常伴有血清肌酐升高，提示糖尿的尿液试纸检查可能是发现严重替诺福韦相关肾损害的成本效益比较高的筛选检查[35]。

9.2.3　推荐理由

权衡利弊

尽管替诺福韦与肾毒性、低磷血症、骨质丢失和骨质减少的风险有关，证据评价表明长期应用替诺福韦或恩替卡韦的副作用风险较低（0.3%～2%的肾毒性），即使是在 HIV 感染的患者中，尤其是在缺少危险因素的情况下。指南制订小组基于有限的证据做出了有条件的推荐，建议对 HBV 单独感染的患者进行肾功能基线评估和肾功能不全基线风险分类、对儿童患者每年监测一次肾功能和生长情况。

基线评估：对肾功能基线评估和发生肾功能不全的基线危险因素分类，能够在 eGFR 降低的情况下调整替诺福韦的剂量或替代性应用恩替卡韦，以及更好地专注于肾损害高危患者（例如，失代偿期肝硬化、潜在的肾脏疾病[CrCl＜50ml/min]、低体质量指数和高龄）的随访监测。没有详细考虑恩

替卡韦 vs. 替诺福韦的不同肾毒性证据，但是在 eGFR <
50ml/min 的患者中恩替卡韦被认为是首选。替诺福韦艾拉
酚胺是替诺福韦的口服生物前体药物，肾毒性和骨毒性可能
较低。值得注意的是，在 2013 年 WHO 抗反转录病毒综合指
南[36] 中，在 HIV 感染的患者中开始基于替诺福韦方案的抗
反转录病毒治疗前，测量基线肌酐水平不是必须的。该指南
将在 2015 年更新。

监测：应用替诺福韦的患者进展为中度或重度肾功能
不全的几率较低，有关在乙型肝炎患者中常规监测 vs 不监
测或随机监测的获益和成本效益的比较性证据有限。然
而，指南制订小组认为，开始替诺福韦治疗后监测肾功能以
发现 eGFR 的改变，对于预防肾脏疾病的发生和进展非常
重要。这对于中低收入国家尤为如此，因为进展为终末期
肾病的患者能进行透析治疗的可能性有限。在肾毒性的低
危患者中，推荐每 12 个月检测肾功能。在基线 eGFR 受损
(<50ml/min)的患者和其他肾毒性高危群体(例如，高龄或
有潜在肾脏疾病的患者，长期糖尿病或未控制的高血压，或
接受蛋白酶抑制剂或肾毒性药物治疗的患者)，或有证据
表明治疗期间肾功能恶化的患者中推荐进行更频繁的监
测(每 6 个月 1 次)。大多数小管功能不全是可逆的，因此
如果根据肾功能监测适当调整剂量，肾损害的风险也可以
降低。

检测：指南制订小组认识到指导应采取哪些检查以监测
肾功能的证据有限，尤其在资源有限的情况下。替诺福韦的
肾毒性通常直接表现在肾小管上，肾小球功能检查不能充分
测量肾小管功能，并且目前尚无其他检查肾小管毒性的简单

135

方法。并且,某些患者可能血清肌酐水平正常但是肾功能已有损伤,因此过度依赖血清肌酐绝对值有可能让预先存在肾脏疾病的患者服用替诺福韦。监测包括一系列检查,包括血清肌酐,在可能的情况下应用 MDRD 公示计算估计的肾小球滤过率,血磷以及尿液试纸检查蛋白尿和糖尿在应用替诺福韦的儿童和青少年中应监测生长情况。

资源考虑

测量和长期监测血清肌酐和血磷水平,以及骨密度扫描增加了医疗和治疗的费用。在某些情况下肌酐检测可能受限,在中低收入国家中,简单的尿液试纸检测是一项更简易且价廉的替代方法。在提供合适的实验室基础设施以及能进行终身治疗及随访的人力资源方面也存在挑战(见第 12 章:国家项目的实施考虑)。

研究空白

● 评估在所有长期应用替诺福韦和恩替卡韦的患者中常规进行实验室筛选和肾功能监测,或仅在高危人群如高血压或糖尿病患者或应用蛋白酶抑制剂的患者中进行监测的相对影响和成本效益比。

● 开发和评估(包括成本-效益研究)简单测量工具,如联合应用血清肌酐为基础的 eGFR 和尿液试纸检测,以发现替诺福韦相关毒性的高危患者。

● 在 HBV 单独感染和 HBV/HIV 共感染的群体中比较替诺福韦艾拉酚胺和富马酸替诺福韦二吡呋酯的长期安全性、有效性和毒性。

9.3 肝细胞癌(HCC)的监测

推荐

● 推荐以下人群每 6 个月进行腹部超声和甲胎蛋白检测以常规筛查 HCC:

-肝硬化人群,无论年龄或是否存在其他危险因素。(强推荐,证据质量低)

-有 HCC 家族史的人群。(强推荐,证据质量低)

- 年龄超过 40 岁的人群(更低的年龄则需根据不同地区 HCC 的发病率决定[a]),没有肝硬化的临床证据(基于 APRI 评分≤2),但 HBV DNA 水平>2000IU/ml(在可进行 HBV DNA 检测的情况下)。(有条件推荐,证据质量低)

[a]国际癌症研究中心(InternationalAgency on Cancer, IARC)的 GLOBOCAN 项目(http://globocan. iarc. fr/ia/World/atlas. html)以国家为单位提供全球 184 个国家包括 HCC 在内主要癌症发病率、死亡率和患病率的即时估算值。GLOBOCAN2012 年的估算值已分别按照不同性别公布。1 年、3 年和 5 年的患病率则仅提供成年人群数据(15 岁及以上)

9.3.1 背景

慢性 HBV 感染导致死于肝硬化和肝癌的风险增加,估计每年有 650 000 例 HCC 相关死亡[1]。在资源有限和高 HBV 疾病负担的地区,患者通常在第一次被发现患有 HCC 时才被诊断为 HBV 感染。而这些人群中的大多数(80%～90%)在诊断 HCC 时已有肝硬化,但 HCC 的发生有时也可能不伴有肝硬化,尤其是在 HBV 导致的 HCC 患者中。HCC 带来的另一个挑战是它进展迅速,且可能直到临床晚期才表现出症状。晚期 HCC 的治疗选择有限，总体生存率也极低。HCC 的预后受肿瘤大小、数量及潜在肝功能的影响，如果能在疾病的早期开始治疗，则其预后将得以改善。因此，建议进行 HCC 筛查以便在早期（肿瘤直径＜3cm）发现 HCC 并增加获得有效治疗的机会。考虑到即使在高收入地区获得肝移植或肝切除的机会也很有限，有效的筛查项目应该能够在中低收入国家为小 HCC 提供有效手段。这些有效治疗手段包括小肿瘤的乙醇注射或射频消融。目前的筛查手段包括超声和（或）甲胎蛋白（AFP）检测，虽然现有证据提示每半年的筛查能够在较早阶段发现 HCC 并改善生存状况，但目前对于 CHB 人群中 HCC 监测的最优策略或频率仍没有共识。

9.3.2　证据总结

问题：证据综述（见网站附录 2：SR9c）旨在确认在 CHB 人群中早期发现小 HCC 的最有效的筛查策略。干预措施包括以不同监测间隔采取如下方法或方法组合：腹部超声扫描（USS）和血清 AFP，并与不干预或仅进行上述一项筛查干预进行比较。结局包括疾病特异性或全因死亡率；HCC 的诊断；发现的 HCC 的大小和分期（直径＜3cm 或≥3cm）；和成本效益。只纳入包含≥50％的人群符合 CHB 定义的研究。

评价纳入 8 项研究，其中有 5 项为临床研究（2 项在中国开展的 RCT[2,3] 但发表于数本不同的杂志[2,4-7]；2 项在韩国[8,9]；1 项在加拿大[10]，3 项经济学评价（分别来自美国[11]，哥伦比亚[12] 和英国[13]），1 项 2012 年进行的 Cochrane 评价[14]。每一项临床研究均对不同的筛查方法进行了比较：每 6 个月检测 AFP 与不干预比较[3]；每 6 个月进行腹部超声检查加 AFP 检测与每 6 个月检测 AFP 比较[10]；每 6 个月进行腹部超声检查加 AFP 检测与不干预比较[2];或间隔≤6 个月进行腹部超声检查加 AFP 检测与间隔＞6 个月进行腹部超声检查加 AFP 检测比较[8]。总之,每种筛查比较的研究都很有限,且没有研究纳入儿童、妊娠期女性或 HBV/HIV 共感染人群。研究参与者中多数为男性。证据的总体质量被评定为低或极低。

筛查 HCC 的方法:总的来说,数据显示与不干预相比,每 6 个月进行腹部超声检查和 AFP 检测(比值比[OR]0.57,95%CI:0.37～0.89),或与间隔＞6 个月检测相比,间隔≤6 个月进行腹部超声检查和 AFP 检测(OR 0.63,95% CI:0.40～0.98),均将影响疾病特异死亡率;但与不干预相比,每 6 个月仅检测 AFP 并不影响疾病特异死亡率。此外,与不干预相比,每 6 个月筛查的 5 年生存率更高(31.4% vs.23.3%;P=0.026)。与不干预相比,虽然每 6 个月进行腹部超声查和 AFP 筛查(OR 11.2,95% CI:6.73～18.72)或＞6 个月进行筛查(OR 2.13,95% CI:1.42～3.18)或每 6 个月仅筛查 AFP,在发现 HCC 的数量上没有统计学的显著差异,但前者发现的 HCC 明显处于更早期且病变更小(直径＜3cm 或＜5cm)。一项观察性研究也发现,与不干预相比,每 6 个月筛查 AFP 可以在可切除阶段有效地发现大多数 HCC 并显著延长生存期[15]。一项在本项评价完成后发表的系统评价[16]又确认了两项相关观察性研究[17,18],其中一项比较腹部超声检查加 AFP 与不筛查[17],另一项比较腹部超声检查与不筛查[18]。两项研究均显示与不筛查相比,筛查组的总体生存获益更大,这与本项评价的结论一致。在 3 项经济学评价研究中[11-13],有两项发现每 6 个月应用 AFP 水平和腹部超声检查筛查是最具成本效益的策略[12,13]。第 3 项研究在阿拉斯加农村进行,结果显示与每 6 个月对全体人群仅进行腹部超声检查筛查相比,对 AFP 水平升高的人群进行严格的腹部超声检查是最省钱且更具成本效益的手段[11]。

谁应该筛查 HCC? 有关 HCC 关键危险因素(或组合因素)的证据(见第 5 章:治疗人群与非治疗人群;表 5.1)来自于台湾的以人群为基础的 REVEAL-HBV 大规模队列[19-23],以及其他前瞻性[24-28]和回顾性队列研究[29-31]、HBV/HIV 共感染患者[32]和一项系统回顾[33]。上述纵向队列显示,发展为 HCC 最重要的危险因素是肝硬化、HBeAg 阳性、持续高 HBV DNA 水平、HCC 家族史、年龄>40 岁(间接反映了感染时间和累积肝损伤的严重程度)、ALT 水平>45U/L,以及 HIV 和 HCV 共感染。在 REVEAL 队列中,与年龄<40 岁的人群相比,40~49 岁、50~59 岁及>60 岁的人群发生 HCC 的 RR 分别为 3.6(2.0~6.4)、5.1(2.0~8.9)和 8.3(4.6~15.0);HBeAg 阳性的人群发生 HCC 的 RR 为 4.3(3.2~5.9)(见第 5 章,表 5.1)[22]。此外,无论是否发生肝硬化,基线 HBV DNA 超过 10 000copies/ml(2000IU/ml)与 HCC 的发生率存在一致性且呈线性增加。有 HCC 家族史的人群发生 HCC 的风险将增加 3 倍,且在 HBeAg 阳性的人群中最高($HR=45.52;95\%CI:22.9~90.6$)(表 9.1)[22]。其他与发生 HCC 风险增加的相关因素包括种族(非洲或亚洲家庭出身的人群发生 HCC 的风险更高)、感染时间(新生儿期/围生期和儿童时期感染的人群风险更高)、基因 C 型和核心启动子突变的人群以及有吸烟史、大量饮酒史和糖尿病病史的人群。

目前已有风险计算器,可以应用简便的公式预测 HCC 风险,其模型[34-36]包括年龄、性别、白蛋白水平、胆红素和 ALT、HBeAg 状态、HBV DNA 水平和是否有肝硬化。这些模型来自于亚洲患者大规模的纵向队列数据,尚未在非亚洲人群中得到广泛验证。证据级别为高-中质量(由于结局评估的不精确或局限性)。尽管 HBV/HIV 共感染患者中获得的数据更为有限,但低 $CD4^+$ 细胞计数和更长时间检测到 HIV RNA 与发生 HCC 的风险增加相关。

表 9.4. 根据 HCC 家族史、基线 HBV DNA 水平和 HBeAg 状态的肝细胞癌(HCC)的累积发病率[22]

	累计发病率 (%)	校正 HR (95%CI)
无家族史	7.5	参考
HCC 家族史	15.8	2.46(1.63~3.72)
无家族史 HBV DNA<10 000copies/ml	2.5	参考
HBeAg 阳性 HCC 家族史	40	45.52(22.86~90.63)
HBeAg 阳性 无家族史	19.1	13.91(9.31~20.77)
HBeAg 阴性 HCC 家族史 HBV DNA>10 000copies/ml	17.6	9.90(4.52~21.37)
HBeAg 阳性 无家族史 HBV DNA>10 000copies/ml	10.3	4.43(3.02~6.50)

	累计发病率 （%）	校正 HR （95%CI）
HBeAg 阴性 **HCC 家族史** **HBV DNA＜10 000copies/ml**	5.4	NS

所有数据均源于 HBsAg 阳性的 CHB 患者

HR，风险比；CI，置信区间

9.3.3　推荐理由

权衡利弊

筛查手段：总之，为了早期发现 HCC，从而及时给予有效的治疗以改善总体生存状况，与不干预相比，RCT 和经济学评价支持每 6 个月进行超声和 AFP 的联合监测。指南编写小组也考虑到在 CHB 高危人群中筛查的获益大于可能的害处。在 HBV 感染流行的中低收入国家，受感染者在中老年阶段发展为 HCC 及 HCC 相关死亡消耗了大量卫生保健资源及生产能力。HCC 在出现症状（体积大，如大于 10cm 时尤为典型）前通常是隐匿的，且在有症状的晚期肿瘤和潜在肝功能障碍的患者中预后极差。在常规监测疾病进展的同时加入 HCC 的常规监测将有额外获益，即提供更多的机会发现肝硬化并开始抗病毒治疗以防止进展为 HCC 或肝衰竭（见 9.1 部分：治疗前、治疗中及治疗后人群的监测）。但指南编写小组认识到只有当中低收入国家也尝试通过如消融、乙醇注射、化疗栓塞或肝切除及抗病毒治疗等手段治疗小HCC，筛查才能有效地改善生存状况。目前，上述地区的这些手段还十分有限。抗病毒治疗能够降低 HCC 风险[37]，即

使对 HCC 患者也有益处,包括降低 HCC 治疗后复发的风险、降低坏死炎症和降低肝功能失代偿的风险。

筛查可能的害处包括 AFP 假阳性,超声发现肿瘤以外的小病变如可能并不会发展为 HCC 的肝硬化再生结节,这将导致不必要的、昂贵的干预,以及因筛查就诊而带来的不便。筛查间隔的时间也存在一个平衡。如果间隔过长,可能会延误 HCC 的诊断,特别是在非肝硬化人群。相反,如果 HCC 筛查更频繁,则将增加诊断花费。

筛查人群? 纵向研究证据显示,发展为 HCC 最重要的危险因素(风险约增加 4 倍)为肝硬化、HBeAg 阳性和 HCC 家族史。由于人群中的大多数(80%~90%)在诊断 HCC 的时候已经发展为肝硬化,因此指南编写小组推荐将肝硬化和有 HCC 家族史的人群确定为高危人群进行筛查。虽然在亚洲人群年龄>40 岁与 HCC 发生风险增加相关,但指南编写小组认为开始进行 HCC 筛查的最优年龄尚不能确定,因为不同地区发生 HCC 的年龄有所不同,与亚洲人群相比非洲人群发生 HCC 的平均年龄更低(见 http://globocan.iarc.fr/ia/World/atlas.html,IARCGLOBOCAN)。因此,未推荐开始筛查的特定年龄阈值。

资源利用和实施的考量

为了使筛查能有效地改善生存状况,必须有治疗小 HCC 的手段。这包括拥有如下专业技术:消融、化疗栓塞或肝切除(和肝移植)、晚期肝病的处理和提供抗病毒治疗以预防 HCC 的发生或在肝切除术后肿瘤的复发。需要将 HCC 筛查整合入现有的针对疾病进展、治疗应答和抗病毒治疗毒性等的筛查之中,也需要针对应用和专业解读小 HCC 超声影像技术进行更多的培训。

研究缺口

● 在撒哈拉以南非洲开展纵向队列研究以确认非洲人群 HCC 的危险因素（包括年龄）及其阈值和自然史。

● 进行深入的头对头 RCT 比较不同 HCC 的筛查策略，特别是在撒哈拉以南非洲。

● 在中低收入国家评价低花费的治疗策略，包括小 HCC 的乙醇注射。

● 评价小 HCC 切除或消融后核苷（酸）类药物治疗对无肿瘤生存状况的影响。

10. 基于现有 WHO 指南的 推荐意见:预防

10.1 婴儿及新生儿乙肝疫苗接种

推荐意见

目前对于婴儿及新生儿乙肝疫苗接种的推荐意见[1]

首针乙肝疫苗应在所有婴儿出生后尽早接种(最好是在 24 小时内[a]),此后再接种 2 针或 3 针。

[1] WHO. HepatitisB vaccines. WklyEpidemiolRec. 2009;84:405-420.

[a] 在乙型肝炎高流行区和 HBV 主要传播途径为母婴传播或幼儿期儿童间传播的国家,出生时接种首针乙肝疫苗尤为重要;不过,即便是在乙肝中度流行和低度流行国家,也有相当一部分慢性感染是经由幼儿期儿童间传播(早期传播)获得。

基础乙肝疫苗接种(来源:现有 WHO 发布的乙肝疫苗立场文件)〔2009〕)[1]

乙型肝炎基础免疫程序通常包含 3 针(即出生时接种单价疫苗,此后接种 2 针单价疫苗或联合疫苗)。然而,根据国家常规免疫规划,出于接种程序上的考虑,也可接种 4 针次(如在出生时接种 1 针单价疫苗,此后再接种 3 针单价疫苗或联合疫苗)。大龄儿童和成人同样适用 3 针基础免疫程序,并采用相应的间隔时间。

在乙型肝炎流行率高和 HBV 主要传播途径为母婴传播或幼儿期儿童间传播的国家，婴儿出生后首针乙肝疫苗的接种非常关键。在高发地区，若母亲为 HBsAg 和 HBeAg 均阳性，如果婴儿出生时不接种首针乙肝疫苗，这些母亲所生的大部分婴儿（多达 90%）在出生后 4～8 周接种首针疫苗前已发生慢性 HBV 感染。常规的疫苗接种程序是出生时接种首针乙肝疫苗，此后还再接种 2 针或 3 针乙肝疫苗。在大多数情况下，以下两种备选方案都是可取的：①三针间隔接种法，新生儿出生时接种第 1 针（单价疫苗），第 2 针和第 3 针（单价疫苗或联合疫苗）与百白破疫苗的第 1 针和第 3 针同时接种；②四针法，即在出生时接种第 1 针单价疫苗，此后定期接种 3 针单价或联合疫苗，通常与其他常规婴儿疫苗同时接种。包含 HBV 疫苗的联合疫苗在扩大免疫接种/国家免疫接种规划中已得到广泛应用，但只有单价 HBV 疫苗可用于出生时接种。

知识点 10.1　改善婴幼儿出生后（24 小时内）**首针乙肝疫苗接种计划实施的程序性措施**[2,3]

1. 提高在医疗机构出生的婴儿数量或由经过培训的医务人员助产，可提高出生时首针乙肝疫苗的接种率。

2. 应加强免疫接种服务和产妇保健服务之间的协调，确保乙肝疫苗可在分娩场所提供或在婴儿出生后不久即可迅速获得。

3. 应进一步拓展疫苗管理系统和创新性的外展服务系统，向在家中出生的婴儿提供乙肝疫苗，以确保在分娩场所就可获得乙肝疫苗。

4. 开发新型热稳定和耐冷冻的乙肝疫苗。

5. 应开展面向家长的健康促进活动、面向医务工作者的培训活动，进一步促使他们认识到婴儿在出生 24 小时内接种首针乙肝疫苗的重要性。

6. 乙肝疫苗的获得与儿童期其他免疫无关联，因此 HBV 疫苗可在婴幼儿出生时单独使用。

7. 在所有免疫接种规划中，应将能否在出生后 24 小时内接种首针乙肝疫苗作为一项绩效考评指标。同时，应加强报告和监督制度以提高出生后疫苗接种数据登记的质量。

乙型肝炎免疫球蛋白（HBIG）在乙型肝炎被动免疫中的应用：注射 HBIG 可使机体产生暂时的免疫力，达到暴露后预防的目的。同时进行 HBIG 预防性注射和 HBV 疫苗接种，可使以下人群取得更多的获益：HBsAg 阳性母亲，尤其是兼有 HBeAg 阳性母亲的新生儿。在 HBsAg 阳性但 HBeAg 阴性母亲所生的足月新生儿中，出生后立即（24 小时内）接种乙型肝炎疫苗所形成的对围生期 HBV 感染的保护效力，并不会因加用 HBIG 而显著提高。

"补种"（Catch-up）**乙肝疫苗免疫策略**（来源：现有 WHO 乙肝疫苗立场文件〔2009〕）[1]

在乙型肝炎呈中低度流行的国家，有相当一部分疾病负担是来自于大龄儿童、青少年和成人获得的急性及慢性 HBV 感染，其中很多人出生时乙肝疫苗普遍接种措施尚未实施。在这些国家，实行常规婴幼儿乙肝疫苗接种可形成广泛的人群 HBV 免疫力，最终阻止乙型肝炎病毒在各年龄段人群中的传播。然而，可能需要在大龄人群中对尚未接种乙肝疫苗的人员在一定时间内实施"补种"免疫策略，以加速人群免疫力的形成，迅速降低急性乙型肝炎的发病率。

"补种"免疫策略的目标人群包括特定年龄段人群（如青少年）和 HBV 感染的高危人群。通过建立急性乙型肝炎监测机制和开展 HBsAg 血清学流行病学调查，可协助确定 HBV 感染的最高危人群（如医务人员、前往 HBV 感染高发地区的旅行者、静脉注射毒品者、男男性关系者和有多个性伴侣者）。应针对这些人群进行乙肝疫苗接种和并采取其他预防措施。

10.2　使用抗病毒治疗预防 HBV 母婴传播

另请参见第 5 章：哪些患者该治疗和哪些患者不该治疗；第 6 章：一线抗病毒治疗；第 11 章：包括孕妇在内的特殊人群管理问题

抗病毒治疗

● 单独感染 HBV 的孕妇的抗病毒治疗指征与其他成年患者相同[a]，推荐使用替诺福韦[b]治疗。未对常规使用抗病毒治疗来预防 HBV 母婴传播做出推荐意见。

目前对感染 HIV 的孕妇及哺乳妇女的治疗建议[2]

● 对于 HIV 感染的孕妇及哺乳妇女（包括处于妊娠头 3 个月的孕妇和哺乳期妇女），建议采用每日一次的替诺福韦＋拉米夫定（或恩曲他滨）＋依非韦伦固定剂量联合用药作为一线抗病毒治疗方案。这一方案对终身治疗和为母婴阻断启动治疗后又终止治疗的情况都同样适用（强烈建议，低至中等质量证据）。

[2]使用抗反转录病毒药物治疗和预防 HIV 感染的强化指南：从公共卫生的角度的推荐意见，日内瓦，世界卫生组织，2013。这些指南将于 2015 年更新。

[a]另请参见第 5 章：哪些患者该治疗，哪些患者不该治疗
[b]另请参见第 6 章：慢性乙型肝炎的一线抗病毒治疗

10.2.1 背景

在 HBV 高流行地区，最常见的传播方式是分娩时暴露于母亲血液及分泌物而造成的出生时母婴传播或幼儿期的水平传播[5]。在 HBV 低流行地区，超过 1/3 的慢性 HBV 感染是由围生期传播或幼儿期传播引起的[6]。幼年时感染 HBV 发展为终身慢性感染的风险也较高[7]。因此，制订及实施最有效的干预措施来阻断 HBV 母婴传播至关重要。尽管不同国家对婴儿的筛查方法及预防措施各不相同，目前普遍推荐的做法是通过接种 HBV 疫苗来减少围生期母婴传播或水平传播，部分国家还推荐同时注射乙型肝炎免疫球蛋白（HBIG）[8]（另请参见第 10.1 章：婴儿及新生儿接种乙肝疫苗）。乙肝疫苗是安全有效的，在 80%～95% 的情况下，可以阻断 HBV 传播[9,10]。尽管先兆早产造成的子宫内胎盘渗漏可能造成 HBV 宫内传播，但这非常罕见，而且不是母婴传播的主要途径[11]。然而，尽管使用 HBV 疫苗和/（或）HBIG 进行预防，仍有部分 HBsAg 阳性母亲的婴儿感染乙型肝炎，这种母婴传播的危险高低与母亲的 HBV DNA 水平相关。即使采用 HBIG 及乙肝疫苗进行预防，HBV DNA 极高水平 HBeAg 阳性的孕妇发生母婴传播的几率仍大于 10%[11-14]。

在妊娠期给 HIV 感染孕妇使用抗反转录病毒治疗（ART），可使妊娠、分娩及哺乳期内的母婴传播几率大幅度的减少至 1%～2%[15]。WHO 推荐的包含替诺福韦的治疗方案对降低 HBV 感染同样非常有效。少量但越来越多的证据表明，除了给婴儿接种乙肝疫苗及注射 HBIG，给妊娠晚期的乙型肝炎孕妇使用核苷（酸）类药物治疗，可能进一步减少 HBV 母婴传播。这可能有助于进一步完善高病毒载量孕妇的新生儿疫苗接种计划，尤其是出生后首针疫苗接种（注射或不注射 HBIG）。尽管有些国家，尤其是亚洲国家已经施行使用拉米夫定、替比夫定或替诺福韦治疗高病毒载量孕妇的抗病毒方案，但是在妊娠晚期使用抗病毒药物进行辅助治疗的疗效尚不清楚。若是为了降低婴儿感染的风险，启动抗病毒治疗应限定在一定的时期内。若是因自身临床症状而启动治疗的，则应持续整个妊娠期。拉米夫定是目前抗 HIV 和 HBV 药物中研究最为广泛的药物；也有数据显示相当多女性使用含替诺福韦的 ART 方案进行治疗。

10.2.2 证据总结

问题：证据评价的目的（见网站附录 2:SR10）是为了评估妊娠晚期（定义为妊娠 26～40 周）抗病毒治疗对减少 HBV 母婴传播有效性的临床及流行病学的证据，并通过各种治疗方案（替诺福韦、拉米夫定、替比夫定、恩曲他滨加替诺福韦/替诺福韦加恩曲他滨、恩替卡韦、阿德福韦）相互间的比较（单药或联合治疗）及与安慰剂治疗组或未治疗组（有或没有接种首针乙肝疫苗）进行对比，来确定最有效的治疗方案。主要的评价指标是 HBsAg 的传播，包括新生儿及婴幼儿（0～9 月及 9～15 月）HBsAg 及 HBeAg 血清学是否阳性、

HBV DNA 阳性、先天性畸形、不良事件（母亲或婴儿）、抗病毒药物耐药、医疗成本效益。

总共分析了 35 项研究[12,16-54]，除了 4 项经济学评估分析外[47-50]，还包括 12 项随机对照试验（RCT），19 项观察性研究和 2 项系统评价[53,54]，它们对替比夫定或拉米夫定治疗组与未治疗组进行了效果比较。没有针对同时感染 HIV 人群的研究。大多数研究是同时给婴儿使用乙肝疫苗和 HBIG。

总体来说，研究结果表明，与未治疗组或安慰剂治疗组相比，孕妇在妊娠晚期使用拉米夫定或替比夫定治疗，均可能减少乙型肝炎的垂直传播，并具有一定的临床有效性和成本效益。然而，与无干预或安慰剂组相比，仅有一项指标即拉米夫定治疗对减少新生儿 HBV DNA 阳性率（其对评估母婴传播的可靠性不如 HBsAg 血清学阳性）具有明显的统计学差异（*OR* 0.25，95％*CI*：0.16～0.37），支持这一结论的拉米夫定随机对照试验（RCTs）的证据质量评估（GRADE）为高度可信。非 RCTs 也支持这一结论（*OR* 0.03，95％*CI*：0.00-0.46），证据质量评估（GRADE）为中度可信。在对比替比夫定治疗和未治疗或安慰剂治疗的 7 项非随机对照研究中，也得到了具有同样明显的统计学差异的结果。支持拉米夫定和替比夫定治疗上也具有统计学差异的其他相关指标包括：婴儿 HBV DNA 阳性率、新生儿和婴儿 HBsAg 阳性率，但证据质量评估为低度可信。在该评价之后，又有一项大型研究报道孕妇接受替比夫定或拉米夫定治疗能减少 HBV 的母婴传播和婴幼儿的 HBsAg 阳性率为 2.2％（95％*CI*：0.6％～3.8％），而未治疗组在 52 周时 HBsAg 阳性率为

7.6%（95% CI：4.9%～10.3%）[55]。

成本效益分析：共有四项经济评估分析（三项来自美国，一项来自台湾）将拉米夫定治疗组与未抗病毒治疗组、HBIG 组和另外两种抗病毒药物治疗组进行了比较[47-50]。这四项研究均表明，在乙型肝炎垂直传播的预防中，与新生儿单独预防相比，孕妇与新生儿联合预防，既不能节约成本，也不具有成本效益比。

妊娠安全：不良分娩结局是使用替诺福韦等抗病毒药物安全性的潜在忧虑。一项系统评价[56]对妊娠期间胎儿暴露于替诺福韦的毒副反应进行了分析。一项对妊娠期抗反转录病毒治疗注册系统的数据进行回顾性分析的研究表明，在1612 例安全出生的婴儿中，妊娠早期暴露于替诺福韦的新生儿总体缺陷率为 2.4%，这与美国普通人口新生儿总体缺陷率没有差别[57]。数量有限的研究显示，是否暴露于替诺福韦，并不会影响胎儿的生长[58,59]。替诺福韦在母乳中的浓度有限，因此对母乳喂养婴儿的潜在毒性也有限。

10.2.3　推荐理由

权衡利弊

WHO 指南制订小组认为，按照 WHO 战略咨询专家组（SAGE）的建议，预防 HBV 母婴传播最重要的措施是尽早给新生儿接种首针乙肝疫苗，最好是在出生后 24 小时内[1]。乙肝疫苗接种安全有效，能使 80%～95% 的接种者避免 HBV 感染[1]。预防围生期 HBV 传播的国家策略应包括在新生儿出生时提供乙肝疫苗接种并提高首针及时接种的覆盖率，具体包括加强妇幼保健确保专业保健人员在分娩现场为新生儿接种疫苗、扩大服务范围为在家中出生的新生儿提供乙肝疫苗等措施相结合（另参见知识点 10.1）。此外，所有国家均应确保不与其他婴幼儿疫苗结合的单价乙肝疫苗是保证新生儿首针乙肝疫苗接种政策成功实施的关键。对于 HBsAg阳性，尤其是合并 HBeAg 阳性的母亲的新生儿，联合使用HBIG 和 HBV 疫苗可能会有更好的获益，但考虑到供应、安全性和费用等问题，在很多情况下可行性较低。

WHO 指南制订小组还指出，尽管同时给予 HBV 疫苗接种和（或）HBIG 免疫预防，仍有一定比例的 HBV DNA 高载量孕妇的新生儿感染了乙肝，也认为基于目前的证据显示抗病毒治疗可能有更多获益。但由于现有的少量和低质量的证据是基于 2015—2016 年正在进行的 3 项（其中一项研究已完成但尚未发表）临床研究得出的，缺乏对妊娠期间使用抗病毒药物潜在风险的评估，并对系统性推广妊娠期广泛使用抗病毒缺乏共识，同时考虑到 HBV 病毒载量检测在很多情况下仍然受限，所以指南制订小组并没有对妊娠期使用抗病毒药物提出正式的推荐意见。总之，很少有研究对妊娠期间使用不同抗病毒药物进行比较，仅有研究将拉米夫定、替比夫定和替诺福韦三种抗病毒药物进行了比较。结果表明，除了给新生儿接种乙肝疫苗和注射 HBIG 外，与未治疗组或安慰剂治疗组相比，在妊娠晚期给感染 HBV 的孕妇使用拉米夫定或替比夫定治疗，对减少乙肝垂直传播可能具有一定的临床获益和成本效益。然而，关于拉米夫定的研究，只有一项指标新生儿 HBV DNA 阳性率被 GRADE 评为高质量，其他关于对比拉米夫定和替比夫定疗效的结果均被评为低质量。另外，尽管替诺福韦因强效性和高耐药屏障，和对孕妇具有安全性（低致畸风险）等特点，被认为是首选的抗病毒药物,但有效的数据仅来源于一项证据质量评价为低质量的观察性研究。更多的研究正在进行中并将在 2015 年发表。

有必要对妊娠期抗病毒治疗的几项潜在危害进行更全面的评估。包括如果给 HBV DNA 病毒载量高的孕妇使用非强效药物,例如拉米夫定、替比夫定或阿德福韦酯,尤其是当治疗的持续时间不足以使病毒血症降到低水平的时候,可能发生 HIV 和 HBV 耐药性的风险,以及抗病毒药通过母乳喂养等途径对婴儿产生毒副作用的风险。母乳中可检测到 HBsAg,但已有报道指出,母乳喂养不是 HBV 阳性母亲的禁忌,因为母乳喂养和配方奶喂养的婴儿发生 HBV 感染的几率没有差异[60]。然而,关于母乳喂养时乳汁中的核苷(酸)类药物对婴幼儿的影响尚不清楚[61,62]。孕妇停止抗病毒治疗后也存在病情加重或发生产后肝炎发作的风险。肝硬化在肝功能良好的年轻孕妇中相对少见,但在妊娠期间和产后血清 ALT 突发升高的风险会稍增加。幸运的是,几乎没有患者因此而死亡[63,64]。指南制订小组得出的结论,在妊娠期是否开始抗病毒治疗主要取决于 CHB 患者自身的病情是否需要抗病毒治疗(另请参见第 5 章:哪些 CHB 患者需要抗病毒治疗,哪些患者不需要抗病毒治疗)。已经开始抗病毒治疗的患者,不需要因为怀孕中止治疗。

有待研的问题

1. 在孕妇中开展高质量、直接、头对头随机对照试验,以确定不同抗病毒方案联合 HBIG 预防注射对减少 HBV 母婴传播的相对效果和启动抗病毒治疗的 HBV DNA 最佳阈值。

2. 确定孕妇中止抗病毒药物治疗后病情加重及产后肝炎发作的风险并明确产后维持抗病毒治疗的最佳持续时间

（4 周或 12 周）。

3. 通过额外的监测计划，明确妊娠期和母乳哺乳期暴露于不同核苷（酸）治疗对胎儿或婴幼儿的安全性，尤其在低收入国家。

10.3 预防乙型肝炎的传播和减缓慢性乙型肝炎患者疾病进展的措施

知识点 10.2 预防乙型肝炎的传播和减缓慢性乙型肝炎患者疾病进展的措施

另请参见第 5 章，知识点 5.1：CHB 患者治疗前进行初步评估的要点

CHB 患者应接受相关咨询，包括可能加快疾病进展的协同因素（如酒精）、疾病传播的风险和方式以及长期随访的必要性。

1. 减少 HBV 传播的一般措施

HBsAg 阳性者应做好以下要求：如果性伴侣对 HBV 没有免疫也没有接种过疫苗，性交时应坚持并正确使用安全套；不共用剃须刀、牙刷或其他个人护理物品；不捐献血液、器官或精子；并按照标准的全面防护措施来处理开放性伤口或出血性伤口。

2. 家属和性接触者乙肝疫苗的接种（来源：现有 WHO 关于乙肝疫苗的立场文件〔2009〕）[1]

CHB 患者的家属和性伴侣感染 HBV 的风险增加，如果他们的 HBsAg、抗-HBs、IgG 抗-HBc 为阴性，则应接种疫苗。乙肝疫苗的接种方案取决于疫苗的类型、接种时的年龄、是否需要快速免疫及先前对乙肝疫苗免疫有无应答等。

乙肝疫苗可以联合甲肝疫苗进行接种。尽管大约 10% 的健康成人接种首针乙肝疫苗后抗-HBs<10 mIU/ml，但没有一个指南推荐接种疫苗后常规进行抗-HBs 检测。不过，对于某些高危人群如卫生保健人员或与 HBsAg 阳性患者有性接触者，接种疫苗后最好能够进行抗-HBs 监测，且对疫苗无应答者应重复接种 3 针疫苗（每次间隔 1 个月）。接种乙肝疫苗，在 44%～100% 的个体可促进保护性抗体的产生。重复接种疫苗 1～2 个月后保护性 HBs 抗体仍为阴性者，可以考虑再次给予双倍标准剂量的疫苗接种（0,1,2 和 6 免疫方案)[1]。

3. 减少酒精摄入量可减缓疾病进展（来源：现有 WHO 关于 HCV 患者治疗和护理的指南）〔2014〕[65]

大量的酒精摄入（女性>20 克/天，男性>30 克/天）可加速 HBV 和 HCV 相关肝硬化的疾病进展。2014 年 WHO 在关于丙型肝炎患者筛查、治疗和护理的指南中[65]推荐对所有的 HCV 感染者进行一个简单的酒精摄入量评估，并为中至重度酒精摄入者提供减少酒精摄入的行为干预措施。上述结论是基于一项对丙型肝炎患者的系统评价，该研究同时也纳入了一些乙型肝炎患者。因此，类似的评估也适用于 CHB 患者。

WHO 发布的 ASSIT（酒精，烟草和其他精神活性物质使用问题筛查量表）软件被认为是一个用于设计酒精筛查和干预的合适体系，因为它是基于证据的标准化方法，并主要针对基本卫生保健系统[66]。ASSIT 软件包括一系列可用于评估酒精摄入及其他精神活性物的工具，还包括有简要的关于咨询干预的指导性意见。

10.4 预防乙型和丙型肝炎在卫生保健机构中的传播

（来源:现有 WHO 指南[67-69]）

表 10.1. WHO 对医疗卫生保健机构预防 HBV 感染的建议[a]

- 手卫生:包括外科术前准备,手部清洁和医用手套的使用
- 对医疗锐器和废弃物的合理处理、处置
- 医疗设备的严格清洁
- 对捐献血液的检测
- 改进获得安全血液制品的途径
- 卫生保健工作者的培训

a 针对针刺伤、性接触、经黏膜或经皮(咬伤)途径导致的 HBV 暴露后预防的附加指导原则。

- 用肥皂水和清水清洗伤口,用流动水冲洗黏膜。

- 对暴露源患者进行 HBsAg、HIV 和 HCV 抗体的筛查。

- 对暴露人员进行 HBsAg、抗-HBs 和 IgG 型抗-HBc 的检测,以判断其是否被感染及对 HBV 是否有免疫。

- 若暴露源为 HBsAg 阳性或感染状态不明,且暴露人员对 HBV 不具有免疫能力的,则需要给予暴露人员 HBIG(0.06ml/kg 或 500IU)肌内注射并积极启动疫苗接种(0,1 和 2 个月)。应当在不同的部位注射 HBIG 和乙肝疫苗。若暴露源为 HBeAg 阳性,HBV DNA 高载量或感染状况不明者,则需在 1 个月时再次注射 HBIG。若已知暴露人员对 HBV 疫苗无应答,则需隔 1 个月予双倍剂量的 HBIG。

- 疫苗接种 1~2 个月后需检测抗-HBs 滴度。

卫生保健机构中的注射安全

在全世界的医疗卫生机构中,尤其是中低收入的国家,存在着很多可避免的不规范操作,这些操作导致经血液途径病毒在患者、卫生保健人员和社区中大规模传播。不安全的

注射操作包括（但不限于）以下几种普遍存在的高风险行为：

1. 注射器械的重复使用，包括用同一个注射器重复抽取不同的药剂，针筒或者整个注射器的重复使用，不正规的清洁和其他操作。

2. 医疗工作人员在为患者穿刺时或穿刺后的意外针刺伤，包括给已污染的针头套回针帽时和在递交已污染锐器的前后。

3. 在口服药作为一线推荐治疗药物且可以获得的情况下，仍过度使用注射剂。

4. 不规范的医疗锐器废弃物管理使医疗工作人员、医疗废物处理人员和整个社区陷入危险。不规范的锐器废弃物管理包括：不彻底的焚烧，丢弃在开放的坑或倾倒场，将用过的注射器械遗落在医院洗衣房和其他未能确保污染锐器废弃物得到安全隔离的操作。

2015 年 WHO 指南将针对医疗机构如何安全使用注射器进行肌内、皮内和皮下注射等操作提出推荐意见（www. who. int/injection_safety/en）。该指南将有助于防止注射器重复使用，从而降低医疗工作者在注射过程中针刺伤的发生率。它完善了已有的 WHO 最佳实践规范和 2010 年 WHO 发布的医疗注射和相关操作手册，该指南提出了提供充足的、有质量保证的注射器和配套的安全盒的重要性。

10.5 预防注射毒品人群中的 HBV、HCV 和其他性传播疾病的发生

（来源：现有 WHO 指南[66,70,71]）

在一些国家，注射毒品人群中共用已污染的注射器是 HBV 和 HCV 传播的重要途径。因此，降低这种传播的风险

是医疗护理的重要工作。现有的 WHO 指南提出了一个全面的干预策略来减少这种传播风险，包含了 9 条针对注射毒品人群的措施[70]（见表 10.2 和表 10.3）。在使用毒品人群中进行并存疾病的筛查对治疗计划的制订至关重要（其中有药物间相互作用，潜在的肝细胞毒性等）。

表 10.4 总结 WHO 对于预防 HBV 性传播的推荐意见。

表 10.2. WHO/UNODC/UNAIDS 提出的针对注射毒品人群 HIV 感染的预防、治疗和护理的全面措施[70]

1. 针头和注射器管理
2. 阿片类药物替代疗法和其他药物依赖治疗
3. HIV 检测和咨询
4. 抗反转录病毒治疗
5. 预防和治疗性传播疾病
6. 针对注射毒品人群及其性伴侣的安全套计划
7. 加强注射毒品人群及其性伴侣的知识普及、教育和沟通
8. 加强对病毒性肝炎的预防、诊断和治疗
9. 加强对结核病的预防、诊断和治疗

表 10.3. WHO 对于在注射毒品人群中预防感染 HBV 和 HCV 的相关建议[71]

- 尽快为注射毒品人群接种乙肝疫苗免疫
- 激励注射毒品人员以增加接种并完成乙肝疫苗免疫接种计划
- 提供无菌针头和注射器，包括给注射毒品人群提供低死腔注射器
- 对注射毒品人员的同伴进行干预以降低病毒性肝炎的发病率
- 用阿片类替代疗法治疗类阿片依赖症状；减少毒品注射导致的 HCV 感染和传播；并提高 HCV 治疗的依从性
- 使阿片类成瘾治疗和肝炎治疗一体化

表 10.4. WHO 关于减少 HBV 通过性传播途径感染的相关建议[72,73]

- 推广安全套的正确和坚持使用
- 为高发病率地区的性工作者进行定期筛查
- 在婴幼儿免疫接种尚未全面覆盖的区域,对性工作者进行跟踪 HBV 免疫接种策略
- 整合行动以消除歧视和暴力,为易感人群提供便利的医疗和社会服务渠道

11. 特殊人群的管理

另请参阅第 5 章:哪些患者需要治疗,哪些患者不需要治疗;及第 6 章:一线抗病毒治疗方案。

对于慢性乙型肝炎患者,一套全面的管理措施应包括:防止乙型肝炎进一步传播的措施;对 HIV、丙型肝炎和丁型肝炎感染情况的筛查;提供乙型肝炎的疫苗接种;以及对患者的综合护理与治疗。同时,这套管理措施也应能够满足以下特殊人群的额外需求:合并 HIV、HDV 或 HCV 感染的患者;存在进展期或失代偿期肝脏疾病以及有肝外表现的患者;急性乙型肝炎患者;感染 HBV 的儿童和青少年及孕妇;注射毒品人群。接下来的章节将就治疗和护理这部分人群的主要方面进行总结,以此作为对之前第 4 至第 10 章中相关建议的补充。

11.1 合并感染

HBV,HIV,HCV 以及 HDV 有着相似的传播途径。这些病毒的共同感染通常导致进展至更为严重的肝脏疾病,导致的肝硬化、肝细胞癌发生率及相关的死亡率也较单纯 HBV 感染更高,因此合并感染患者的治疗需要更为迫切。对此,一般的治疗原则是确认造成肝脏疾病的主要病毒并针对该病毒进行治疗。举例来说,如果 HCV 是造成肝脏疾病的主要病毒,那治疗应以清除及治愈 HCV 病毒感染为首要目标,接下来才是根据 ALT 及 HBV DNA 水平来决定治疗乙型肝炎是否必要。

11.1.1　HBV/HIV 合并感染

另可参阅:3.9 章:背景部分-特殊人群

5.2 章:哪些 CHB 患者需要治疗,哪些 CHB 患者不需要治疗-HBV/HIV 合并感染

6.2 章:慢性乙型肝炎的一线抗病毒治疗方案-证据总结-其他人群

9.2.2 章:替诺福韦酯和恩替卡韦的毒性监测-证据总结

10.2 章:抗病毒治疗以防止母婴传播-背景部分

以往的研究表明,HIV 的合并感染,对于 HBV 感染自然史有重要影响:其中包括更快进展为肝硬化和肝癌,肝脏疾病相关死亡率更高,以及对比单纯 HBV 感染患者抗病毒治疗时疗效更低。二者的合并感染还会产生其他的不良影响,由于抗 HIV 和抗 HBV 药物之间存在交叉耐药[8,9],一旦抗反转录病毒治疗的强度不足以覆盖 HIV 及 HBV 的合并感染,无论是由于药物直接的肝脏毒性[10,11],还是抗反转录病毒治疗相关的免疫重建引起的肝炎,都将引发 ALT 升高甚至急性重型肝炎[12-14],从而加重肝脏的损害。

HBV 筛查及疫苗接种:(另请参阅 10.1 章:乙肝疫苗补充接种策略)HIV 成年患者有着更高的 HBV 感染风险。因此,应该在有新发感染 HIV 患者中筛查 HBsAg 及抗-HBs,以识别合并 HBV 感染的患者,并对那些没有感染 HBV、同时也没有相应免疫力的人进行疫苗接种(也就是不存在 HBV 感染或感染恢复的标志-HBsAg 及抗-HBs 阳性)。感染 HIV 者或 CD4 细胞数降低的患者,对于 HBV 疫苗应答率较低,

一项荟萃分析表明,对比常规的 3 次、单倍剂量(20μg)的疫苗接种方案,4 次、双倍剂量(40μg)的接种方案可获得更高的抗-HBs 滴度[15]。WHO 将会在 2015 年发布新的关于如何筛查乙型和丙型肝炎的建议,同时根据 SAGE 的意见更新 HBV 疫苗接种指引。

HBV/HIV 合并感染患者何时启动抗反转录病毒治疗:在 2013 年的 WHO 抗反转录病毒指南中,当成年 HIV 感染者的 CD4 细胞计数低于 $500/mm^3$(不论肝脏疾病分期)、孕妇或需要哺乳的妇女(不论其 CD4 细胞计数)以及所有不满 5 岁的儿童(不论其 CD4 细胞计数),均被建议开始抗反转录病毒治疗。有严重慢性肝脏疾病表现的混合感染患者,疾病进展和死亡的风险极高,因此不论其 CD4 细胞计数都应开始 ART 治疗。因为能够提高肝硬化患者的总生存率,所以强烈推荐在该人群中启动 ART 治疗。

而对于 CD4 细胞数大于 $500/mm^3$ 的 HBV、HIV 混合感染者,无论其 CD4 细胞计数或 WHO 临床分期,目前都没有充足的证据或有利的效益风险资料支持对该类患者开始抗反转录病毒治疗。因此,对于没有重度慢性肝病表现的混合感染者,开始抗反转录病毒治疗的时机应与其他成人一致(即在 CD4 细胞计数小于 $500/mm^3$ 时才开始抗反转录病毒治疗)。无论 HBV/HIV 合并感染者的免疫学、病毒学或组织学因素如何,双重抗 HIV 及 HBV 治疗方案极大地简化了治疗推荐意见,使得替诺福韦酯联合恩曲他滨或拉米夫定的疗法被广泛使用。

其他考虑:HIV 合并感染的患者出现 ALT 水平升高有以下可能原因:HIV 相关的机会性感染、抗反转录病毒治疗或抗结核治疗药物的肝毒性、饮酒、乙肝病毒清除、免疫重建、发生耐药、停药后疾病复发,或者在流行地区重叠感染HDV、HAV、HCV,甚至HEV。在进展期肝病患者中,依非韦伦血液浓度会升高,而这将增加中枢神经系统毒性的风险。此外,一些抗反转录病毒药物,如普拉那韦或奈韦拉平的使用也会增加肝脏毒性的风险,因此应该避免晚期肝病的患者服用这些药物。

表 11. 1. 关于何时启动 HBV/HIV 混合感染的成年患者及青少年患者 ART 治疗的现行建议汇总[16]

- 首先,所有具有严重的或进展性的 HIV 相关临床疾病(WHO 临床阶段 3 和 4)以及 CD4 细胞计数小于或等于 $350/mm^3$ 的患者,都应该优先考虑开始抗反转录病毒治疗(强烈建议,中等质量证据)
- 所有 CD4 细胞数量低于 $500/mm^3$ 的 HIV 感染者,均应开始抗反转录病毒治疗,而不论其 WHO 临床分期(强烈建议,中等质量证据)[a]
- 下列情况的患者不论其 WHO 临床分期或 CD4 细胞水平均应开始抗反转录病毒治疗
- 感染 HIV 并有活动性肺结核的患者(强烈建议,低质量证据)
- 合并 HIV 及 HBV 感染的重度慢性肝脏疾病患者(强烈建议,低质量证据)
- 一方有 HIV 感染,一方无感染的夫妇,有感染的一方应该开始抗反转录病毒治疗,以免将 HIV 传染给另一方(强烈建议,高质量证据)
- 感染 HIV 的孕妇及哺乳期妇女[b]
- 所有感染 HIV 的 5 岁以下儿童,不论其 CD4 细胞数或 WHO 临床分期,均应开始抗反转录病毒治疗:
- 1 岁以内诊断出 HIV 感染的婴儿(强烈建议,中度质量证据)

- 感染 HIV 的 1～5 岁的儿童(有条件建议,证据等级极低);出现严重或进展性疾病症状者(强烈建议,中等质量证据)

ᵃ 重度慢性肝脏疾病包括肝硬化及终末期肝病,它分为代偿期及失代偿期。失代偿期肝硬化定义为出现门脉高压的临床并发症(腹水、自发性细菌性腹膜炎、静脉曲张出血及肝性脑病)、脓毒血症或肝功能不全(黄疸)。

ᵇ 所有感染 HIV 的孕妇及哺乳期妇女均应开始三联抗反转录病毒药物治疗,并至少在发生母婴传播的高危期持续服用。符合治疗指征的妇女应该终生抗反转录病毒治疗(强烈建议,中度质量证据)

出于程序性和操作性的原因,特别是在 HIV 感染普遍流行地区,所有感染 HIV 的孕妇及哺乳期妇女均应开始终生抗反转录病毒治疗(有条件建议,低质量证据)

在一些国家,某些由于自身健康问题而不适合接受抗反转录病毒治疗的女性,在度过母婴传播高危期之后可以考虑停用抗逆转录病毒药物(有条件建议,低质量证据)

ART(抗反转录病毒)治疗方案的选择:2013 年,WHO 更新了包括合并 HBV 感染者在内的儿童、青少年、成年人以及孕妇艾滋病患者抗反转录病毒治疗方案的推荐意见[16]。相应的指南将于 2015 年再次更新,该指南推荐:HIV 及 HBV 合并感染的患者需同时对两种疾病进行治疗,同时为了减少耐药的发生,治疗时应采用对两种病毒均有抗病毒作用的 ART 药物。目前推荐的治疗方案是以替诺福韦为基础的三联药物组合(在无替诺福韦使用禁忌证的情况下),其中包括替诺福韦/拉米夫定,或是替诺福韦/恩曲他滨,再分别联用第三个药依非韦伦。这些治疗组合都可以有效避免因药物选择作用导致的 HIV 耐药变异。以上的三联药物都可以做成复方制剂。

HBeAg 阳性的患者接受上述方案治疗 5 年后,都有极高的概率获得 HBV DNA 抑制(90%)、HBeAg 消失(48%),HBsAg 消失(12%)。在治疗过程中没有出现耐药的证据,肝硬化的进展也得到了延缓[17]。同时，合并 HIV 感染的患者的疗效与单纯慢乙肝患者相比并无显著性差异[18]。截至目前，尽管曾在体外鉴定出耐药毒株，但尚未在体内发现对替诺福韦耐药的病例。尽管在 HIV/HBV 合并感染的患者，长期接受含替诺福韦联合拉米夫定（或恩曲他滨）的方案治疗后其发展成肝硬化的风险微乎其微，但仍存在较低的发生肝癌的风险。

由于替诺福韦可影响肾脏及骨质代谢，每年至少需要监测一次肾功能（以及骨密度，如条件允许）（详见 9.2 章：替诺福韦及 ETV 的毒性监测，表 9.1：成人肾功能受损患者的推荐剂量）。一旦出现替诺福韦相关肾毒性，需根据肌酐清除率调整替诺福韦用药剂量。对于既往无拉米夫定治疗史或拉米夫定相关 HBV 聚合酶耐药变异的患者，作为一种有效的 ART 药物，恩替卡韦也可作为一种选择（由于抗 HIV 活性较弱，恩替卡韦并不适宜单用）。

不含替诺福韦的抗 HIV 治疗药物组合会引起 ART 相关性免疫重建，并可能会导致乙型肝炎发作。同样的，中止治疗，尤其是含有拉米夫定的治疗方案，也可导致 HBV 复发、ALT 水平升高，少数患者甚至可能出现肝功能失代偿。当治疗过程中因 HIV 耐药或药物毒性需更换抗反转录病毒药物时，替诺福韦联合拉米夫定或恩曲他滨的应该被保留，同时再加上一种新的抗反转录病毒药物继续治疗。

儿童：管理 HBV/HIV 双重感染的患儿意味着更为严峻的挑战。其中就包括对于 HBV 感染尚无须治疗，但是需要抗 HIV 治疗患儿的 ART 药物方案的选择。对于 12 岁以下的患儿，替诺福韦不能应用，而且采用无拉米夫定的治疗方案也是对管理工作的挑战。这些患儿应该被推荐使用标准的 ART 方案(其中可能包含拉米夫定)并随后在其年满 12 岁时调整为以替诺福韦为基础的方案。

表 11.2 成人、儿童、青少年、孕妇、哺乳期妇女的一线抗病毒治疗推荐方案汇总,适用于感染 HIV 病毒及 HBV/HIV 患者[16]

一线抗反转录病毒药物	首选一线方案	备选一线治疗方案[a,b]
成人及青少年(包括孕妇、哺乳期妇女、合并乙型肝炎或结核感染的成人)	TDF+3TC(或 FTC)+EFV 作为固定剂量联合方案(强推荐,证据等级中级)	AZT+3TC+EFV AZT+3TC+NVP TDF+3TC(或 FTC)+NVP (强推荐,证据等级中级)
3 岁以上儿童	ABC+3TC+EFV	ABC+3TC+NVP AZT+3TC+EFV AZT+3TC+NVP TDF+3TC(或 FTC)+EFV TDF+3TC(或 FTC)+NVP
3 岁以下儿童	ABC(或 AZT)+3TC+LPV/r	ABC+3TC+NVP AZT+3TC+NVP

3TC-拉米夫定;ABC-阿西卡韦;ATV-阿扎那韦;AZT-齐多夫定;d4T-司坦夫定;DRV-地瑞那韦;EFV-依非韦伦;FTC-恩曲他滨;LPV-洛匹那韦;NVP-奈韦拉平;rritonavi-利托那韦-);TDF-替诺福韦

[a]ABC 或已认证的 PIs(蛋白酶抑制剂,如 ATV/r,DRV/r,LPV/r)可用于特殊情况

[b]由于 d4T(司坦夫定)的代谢毒性已经得到公认,各国应该停止将司坦夫定作为一线药物的使用(强烈推荐,证据等级中级)。成人需停止司坦夫定作为一线药物使用,在其他抗反转录病毒药物无法使用的特殊情况下,应限制司坦夫定使用,使用时间尽可能短并在使用中密切监测。对于儿童,只有在患儿确认有齐多夫定毒性且不能使用阿巴卡韦及替诺福韦时,才可考虑使用司坦夫定,且使用周期应尽可能短

11.1.2 HBV/HDV 合并感染（另见参考 3.9 章:背景,特殊人群）

HDV 感染主要有以下两种情况:一是急性合并感染(患者同时感染 HBV 和 HDV)引起中至重度,甚至急性重型肝炎[19,20],但患者的病情通常可以完全恢复,只有极少数会转变成慢性丁型病毒性肝炎[21]。然而,HDV 重叠感染(在已有慢性乙型肝炎的基础上进一步感染 HDV)的情况则不同,70%～90%的患者,无论其年龄大小,都可能因重叠感染而加快慢性肝病的进程[22-25]。高滴度抗-HDV IgM 和 IgG 抗体可诊断 HDV 的现症或慢性感染,如血清中检测出 HDV RNA 能进一步确定感染[26,27]。但是,由于目前 HDV 的诊断试剂并未广泛普及,特别是 HDV RNA 检测虽可用于监测抗病毒治疗的应答效果,但其标准化仍存在局限性[26,28]。由于目前无法有效地预防已有 HBV 感染患者再感染 HDV,因此要达到阻止和控制 HDV 的目的,就需要通过乙肝疫苗的接种来预防 HBV 感染[29]。

目前,关于管理 HDV 感染患者的数据有限,尚未形成明确指南。临床上,HDV 感染患者持续的 HDV 复制是与死亡率相关的最重要预测因素,同时也是启动抗病毒治疗的重要指征。聚乙二醇干扰素(PEG-IFN)是目前唯一有效治疗 HDV 的药物,核苷(酸)类抗病毒药物对于 HDV 复制近乎没有效果[33,34]。治疗 HDV 感染的最佳疗程还没有明确规定,对于治疗结束后 HDV RNA 阴性的状态需要维持多久才能获得持续病毒学应答,也没有明确结论,但是通常 1 年以上的治疗是必需的。包括儿童在内,总体来说,患者获得持续病毒学应答的概率仍然较低[31,32],同时大多数在停药后复发[33]。新的治疗药物及策略都仍有待进一步开发,而一些新型药物,例如异戊烯化或阻止 HBV 入侵的阻断剂,目前都已经初见成效。

11.1.3 HBV/HCV 双重感染（另请参见 3.9 章:背景:特殊人群）

在 HBV 感染人群中,合并 HCV 感染可加速肝病进展,增加 HCC 的风险[35-37]。合并感染患者的 HBV DNA 水平一般很低或检测不到,同时 HCV 主导着慢性肝病的活动与进展,故启动抗 HCV 治疗十分必要。若无条件进行 HCV 及 HBV 病毒载量的检测,将很难判断转氨酶异常的原因是由哪种病毒引起,在这种情况下,同时治疗两种感染可能是需要的。针对合并感染人群的治疗问题,最佳治疗方案尚不明确,仍需进一步研究。PEG-IFN 联合利巴韦林可能有效[38-41],但是根据目前的 WHO 指南,乙型肝炎及丙型肝炎的治疗大多数是基于使用直接抗病毒药物(DAAs)的方案[42]。但在治疗的过程中或是清除 HCV 后,HBV 都存在潜在的复发风险,因此对有必要 HBV DNA 定期监控,HBV 复发者可使用核苷(酸)类药物来治疗[37]。

11.1.4 HBV/结核合并感染（另请参见 3.9 章:背景:特殊人群）

HBV 感染的高危人群也是结核感染的高危人群,主要是他们所在的地区为两种疾病的流行区域。这一情况给临床管理带来特殊挑战,需要特别重视[43]。注射毒品者及囚犯是感染 HBV 及 HCV 的高危人群,同时也是合并结核感染的高危人群[43,44]。推荐采用四种症状筛选程序来筛查 HIV 阳性患者，以排除活动性肺结核。对于没有咳嗽、体重减轻、发热及盗汗症状的患者，基本可明确排除活动性结核。否则，就应该进一步完善相关检查以明确有无合并结核或其他疾病[45-47]。由于抗结核药物，例如异烟肼、利福平和吡嗪酰胺等存在的肝毒性，合并 HBV、HCV 或 HIV 感染患者在接受抗结核治疗时，常出现以转氨酶升高 3～6 倍为表现的药物相关性肝损伤。

11.2 失代偿期肝硬化和终末期肝病

综合的肝炎指南将于 2016 年发布，它将对终末期肝病的并发症，包括腹水、细菌性腹膜炎、食管静脉曲张导致的上消化出血和肝性脑病（详见第 6 章和第 7 章：一线 CHB 抗病毒治疗和处理治疗失败的二线抗病毒方案）做出更详细的管理推荐。特别是老年患者，可能会发生肝硬化、慢性肝病并发症和肝细胞癌。肝衰竭和肝细胞癌常见于感染 20 年以上病程者。随着病情进展，代偿期肝硬化会逐渐进展为失代偿期，出现体重减轻、体弱、消瘦、水肿、尿色深以及黄疸、腹水、肝大、自发性腹膜炎、食管静脉曲张或肝性脑病等症状，甚至最终发展为肝衰竭、肾衰竭和脓毒症等威胁生命的症状。随着病程和肝硬化的进展，实验室检查异常更为显著。通常谷丙氨酸氨基转移酶与天门冬氨酸氨基转移酶的比值会升高、血小板计数降低（提示门脉高压的进展）；碱性磷酸酶和谷氨酰转肽酶升高，血清白蛋白下降和凝血酶原时间延长，并伴随着肝功能的不断恶化。高胆红素血症伴随低白蛋白血症和凝血酶原时间延长的出现，提示 CHB 预后不良，也和肝脏相关死亡风险的增加有关。无论是病毒复制下降或重新激活相关的病情急性加重，抑或是疾病反复发作，都可能表现得极为严重，甚至威胁生命。事实上，这种多次缓解与发作相交替，病毒复制反复激活的模式，是 CHB 中一种特别严重的情况，通常会发展成肝硬化，并最终导致肝衰竭。

对于存在 CHB 相关肝硬化的患者，为了监测进一步的疾病进展（包括失代偿和 HCC），在治疗前及治疗过程中的定期进行临床检查和监测（包括血清胆红素、白蛋白和国际标准化比率，每 6～12 个月检测一次）非常重要。即使患者的 HBV 病毒载量很低甚至检测不出，对所有失代偿期肝硬化患者均应考虑立即予以替诺福韦或恩替卡韦抗病毒治疗，以防止肝炎发作或病毒重新激活，从而改善临床预后（另请参见第 6 章和第 7 章：一线 CHB 抗病毒治疗及处理治疗失败的二线抗病毒方案）。而对于肾功能不断恶化的病情不稳定的患者，推荐每天服用 1mg 恩替卡韦，同时监测血乳酸。肝硬化患者通常需要终身服用抗病毒药物，即使核苷（酸）类药物治疗有效，肝硬化患者发生肝癌的风险仍然较高，所以长期对肝癌监测是必需的。肝硬化患者一般禁忌使用干扰素，即剂量很低，干扰素治疗也有可能诱发严重的细菌感染和潜在肝病恶化等严重的副作用。管理已出现肝硬化并发症及晚期肝病的患者，例如定期评估与处理患者食管静脉曲张，预防静脉曲张出血及自发性细菌性腹膜炎的发生，均需要经过适当培训的人员。

11.3　肝外表现

病毒复制活跃且伴有乙肝相关肝外表现（皮肤表现、结节性多动脉炎和肾小球肾炎）的 HBsAg 阳性的患者，仍可能会对抗病毒治疗产生应答。但目前缺少此类人群接受抗病毒治疗的临床研究，同时病例报道中的疗效也不一致。有关拉米夫定的研究报告最多，而恩替卡韦和替诺福韦有望提高这类患者的疗效。因为聚乙二醇干扰素可能会加重某些免疫介导的肝外表现，因此建议避免在该类患者中使用。

11.4　急性乙型肝炎

普通急性乙型肝炎患者不需要抗病毒治疗，因为 95% 以上的免疫功能正常的成年人会自发清除 HBV 感染[49]。暴发性或严重的急性肝炎患者接受恩替卡韦或替诺福韦抗病毒治疗可能有所获益，从而提高生存率并减少乙型肝炎复发的风险。此类治疗的疗程并不确定，但目前普遍建议治疗至 HBsAg 血清学转换后至少 3 个月；若不伴有 HBsAg 消失，则需直到发生 HBeAg 血清学转换后至少 12 个月。

11.5　儿童和青少年（另请参见第 3.9 章：背景：特殊人群）

儿童的 CHB 由于普遍处于免疫耐受期，通常为良性的，不伴有临床症状。因此，无论是采用核苷（酸）类药物（将使得长期接受治疗成为必然）或是干扰素治疗，治疗应答率都较低，同时还需要考虑长期治疗的安全性和耐药风险。基于以上原因，目前普遍采取保守措施，除非出现了其他治疗指征（如肝活检提示肝硬化或严重持续坏死性炎症的证据）。虽然大部分患儿并不需要抗病毒治疗，但是根据肝活检或肝癌家族史,对有肝病进展风险的患儿进行早期识别和监测仍是重要的。儿童非侵入性检查的应用和停药时间暂不明确。目前,只有对普通干扰素、拉米夫定和阿德福韦进行过安全性和有效性评估,结果发现儿童的治疗应答与成人类似。1岁以下的婴幼儿禁止使用干扰素治疗。美国食品与药品管理局已批准替诺福韦用于青少年及 12 岁以上儿童的乙肝治疗(3 岁或 3 岁以上儿童的艾滋病治疗)。在 2014 年 3 月,美国食品与药品管理局已批准恩替卡韦用于 2 岁以上的慢乙肝患儿。所以,对于 12 岁以下儿童,特别是 2 岁以内的,能够选择的治疗仍很有限。目前进行中的核苷(酸)类药物研究,旨在探寻更合适的儿童 CHB 治疗策略。

11.6　孕妇(另请参见第 5 章:CHB 人群中需要与不需要治疗的人群;第 6 章:CHB 的一线抗病毒治疗及第 10.2 章:用抗病毒治疗阻断乙肝母婴传播)

成人 CHB 的抗病毒指征同样适用于孕妇。基于美国孕期抗反转录病毒治疗登记系统中,有关 HIV 阳性孕妇接受替诺福韦和(或)拉米夫定或恩曲他滨治疗的安全性数据,替诺福韦是首选的抗病毒药物。因为其耐药性更低,而且在 HIV 阳性孕妇中有更广泛的安全性数据。恩替卡韦的孕期安全性尚不明确,而干扰素则禁止用于孕妇。

为了阻断 HBV 母婴传播,最重要的策略是在出生后的 24 小时内尽快接种第一针乙肝疫苗,随后及时接种另外两针疫苗(根据标准的疫苗接种 0、1、6 方案)。该策略与目前 WHOSAGE 的推荐是相一致。由于一些关键的试验仍在进行当中,同时尚缺乏对于孕期更广泛抗病毒药物治疗的策略对规划项目影响的共识,因此指南制订小组并没有对采取抗病毒治疗阻断母婴传播进行正式推荐。对于一直没有接受治疗者,或是在孕期开始、分娩后因各种原因提前中断了抗病毒治疗的妇女,都必须予以严密的监测以防止肝炎发作,尤其是在分娩后。

11.7 注射毒品人群(注射毒品者)(另请参见第10章第5节:阻断注射毒品人群的肝炎传播)

注射用毒品在全球范围都很常见,对高、中、低收入国家的人群均有影响。注射毒品人群不仅感染急、慢性 HBV 的风险更高(除了常见的 HIV 和 HCV 感染之外),而且肝脏相关疾病,因各种原因引起的发病率、死亡率都更高,因而需要额外的照护。当对注射毒品人群提供照护时,应遵循尊重和不歧视的核心原则,要更加耐心,并且提供心理支持。

11.8 血液透析及肾移植患者(另请参见表 9.1:肾损害成年患者的推荐剂量)

对于终末期肾病患者,HBV 感染极为普遍。对其中接受肾移植手术的患者,应该筛查 HBV 的感染情况,并及时对尚未感染 HBV 者接种乙肝疫苗。在采用所有核苷(酸)类药物(拉米夫定,替诺福韦及恩替卡韦)治疗有肾功能损害的或接受了肾移植的患者时,都需要额外注意,并调整剂量。应该在抗病毒治疗过程中监控肾功能,因为肾功能的意外恶化将需要变动治疗方案或调整剂量。在肾移植受者中,并不推荐使用以干扰素为基础的治疗,因为可能增加移植物排斥的风险。所有 HBsAg 阳性且准备接受肾移植的患者,都应该接受预防性核苷(酸)类药物治疗以防止 HBV 的重新激活。

11.9 卫生保健工作者(另请参见第 10.4 章:卫生保健机构中乙型及丙型肝炎的传播预防)

卫生保健工作者的 HBV 筛查及疫苗接种需要特别关注,然而在中低收入国家中却并没有广泛的实现。HBsAg 阳性且从事容易暴露的操作的工作人员,例如外科医师、妇产科医师、护士、抽血者、个人护理陪从及牙医,都应该考虑接受抗病毒治疗,以减少对操作对象的直接传染。根据 2013 年的 ARV 推荐建议[16],该类工作人员,应该在重新从事容易暴露的操作前,接受一种有效的高耐药屏障的抗病毒药物(例如,恩替卡韦或者替诺福韦)治疗,将降低 HBV 水平至最为理想的阴性或至少低于 2000IU/ml。当发生针刺伤或其他职业暴露后,应及时考虑预防性治疗。

11.10 原住民

原住民是指土生土长的,保留着与当地主流社会不同的、自己的社会、文化、经济及政治特色的特殊群体。从北极到南太平洋都分布着不同的原住民。根据一般的定义,他们是在其他不同文化或人种起源的移民到时即居住在某一个国家或地理区域的居民的后裔。在世界各地,原住民同时也是有着较高 HBV 感染流行率的群体,其中包括北极原住民、美洲原住民以及新西兰和澳大利亚的土著毛利人[58-61]。由于其居住的偏僻社区远离医院或设备精良的诊所,这类群体经常或自己也感觉到被排除在卫生保健服务之外,难以企及医疗护理。这些特殊社区的卫生需求应该被纳入肝炎治疗项目的国家计划中,同时实施相应的管理推荐建议。

12. 国家项目实施注意事项

12.1 介绍

为了在中低收入国家成功实施本指南中相关建议,在公共和私立部门为慢性乙型肝炎(或丙型)患者提供可负担的筛查、治疗和关护方案,必须有一个完善的计划将本指南与相关地区和国家的策略相互借鉴、整合。对于国家的利益相关者和决策者来说,还有一些关键的考虑因素,本章节为国家层面规划者提供一个评估框架,用来确定哪些已有的投入和体系是可以利用的,哪些地区还需要额外的投入。WHO定义的构建卫生体系的六大模块对此提供了有益的基础[1]。结合和抗反转录治疗方案的实施已经解决了许多这样的挑战,类似的处理方法也可能适用于肝炎项目。

12.2 主要原则

加强肝炎项目有效性和可持续性的主要原则包括以下几点:

1. 考虑将国家针对肝炎护理和治疗的策略纳入更广泛的健康和发展环境中,包括加强其与其他健康和非健康计划的联系[2]。

2. 确保以人权和公平、平等和紧迫性的伦理原则来指导制订国家治疗计划,以解决公众特别是某些特定人群,在获得检测、预防和治疗上遇到的障碍。

3. 制订规划要基于广泛、包容和透明的协商过程。

4. 确保落实这些建议所需的必要的资金来源和政策支持。

12.3 国家规划及决策制订的核心事项

国家应在详细评估本国流行病学状况、预估成本、人力资源和基础设施需求的基础上,并考虑如何应对以上问题之后,再在国家层面采用和执行本指南。进一步来说,还应该从患者层面考虑,关注那些他们所能够负担的,由国家政府、保险计划或其他来源的公共资助,以及现存的用于 HBV 护理和治疗的服务及设施所支持的 HBV 护理治疗。国家在调整指南的过程应做到透明、公开和知情,要有各利益相关方的广泛参与,以确保国家计划的有效性、可接受性和公平性,从而符合社会需求。目前,许多中低收入国家,特别是撒哈拉沙漠以南的非洲地区,尚缺乏慢性乙型肝炎和丙型肝炎诊疗和护理所需的诊断设备、药物和基础措施等。12.1 中罗列了一些关于整个卫生系统协助规划和评估落实指南推荐意见的关键问题。

对 CHB 提供护理和治疗的服务项目主要包括足够的临床基础设施、人力资源(提供检测和咨询服务的医师、护士和专业人员)、转诊制度、实验室和诊断技术服务、可靠的药物供应、监测和评估以及社会组织的参与。

基础设施、服务提供和人力资源

首先应该考虑为所有符合条件的成年人、青少年和儿童 CHB 患者,提供长期抗病毒治疗所需的设置、基础设施及实施过程。国家应确保使晚期肝病患者享有优先治疗的系统。为了做到这些，可采取分期实施，先开始学习阶段，然后再大规检测和治疗。强烈推荐将乙型肝炎治疗项目建立并整合于其他健康计划或现有的诊疗服务项目，如已有的 HIV、结核或其他难以接近的人群（如注射毒品者）的管理服务系统，从而改善乙肝治疗的可及性和优化资源利用。

目前，在中低收入国家，很难按照高收入地区的肝病专科管理模式来保持高的医患比和开展 HBV DNA 实验室检测。因此，在很多中低收入国家需要对服务提供计划进行调整，包括借鉴以简化的公共卫生措施、成功地扩大结核和 HIV 治疗和护理服务的模式。

许多医护人员在评估慢性肝脏疾病或为 CHB 患者提供抗病毒治疗方面缺乏培训和经验。从事 HBV 护理的医护人员需接受国家标准化培训、指导和监督方可成功地承担为 CHB 患者提供终身抗病毒治疗的责任。需要有相关的策略来监督和支持 HBV 患者依从性及坚持治疗，以及失访后再回到治疗项目中，以优化其长期抗病毒治疗的结果。

实验室和诊断服务

本指南推荐意见需要更多的实验室和诊断服务来支持。需要以下实验室基础设施和诊断能力：①培训具备实验室检测能力和良好实验室管理能力的人员来处理临床标本和医疗废弃物；②所有实验检测都获得国家政策机构关于体外诊断设备（IVD）的使用许可；③所有检测服务，即便是由于资源限制正在使用中的实验室内部检测项目也需参与质量控制计划和实验室间比对，从而确保其准确性和可靠性，并获得国家认证。

可进行的检测:除了 HBsAg 检测外,实验室还应具备检测 HBeAg 和抗-HBe 的能力。HBV DNA 定量对于决定是否启动抗病毒治疗以及指导个体化抗病毒治疗非常重要。但在中低收入国家,HBV DNA 病毒载量检测(还包括抗病毒药物耐药性检测)并没能得到普及。可通过利用当前广泛使用的 HIV 病毒载量检测平台来帮助实现 HBV DNA 在该医疗点的检测。在有能力进行 HBV DNA 病毒载量检测的地方,报告结果应当以 IU/ml(1IU/ml ≈ 5.3copies/ml)的单位为标准。

肝病分期:进行 APRI 评分需获得精确的 AST、ALT 水平和血小板计数,在中低收入国家该评分系统被推荐作为非侵入性检查,用于识别那些可能从抗病毒治疗中获益的进展为严重慢性肝病患者风险最高的患者。这些评分系统易于执行且简单明了。AST 和 ALT 检测可协助评估 FIB-4(另一种非侵入性检查)。在成本和资源不受限制的地区,推荐使用的瞬时弹性检测(FibroScan)来进行非侵入性检查评分,但该仪器需要定期维护和校正以及经过培训的人员操作。

实验室需要具备评估血清肌酐水平和计算 GFR 的条件,以监测替诺福韦或恩替卡韦的潜在肾毒性。尿试纸测试可用于即时检测尿蛋白和尿葡萄糖含量,在成本不受限制地区,血清磷水平和骨密度扫描可作为辅助检测手段。为了发现 CHB 患者出现的早期 HCC 病变,必须定期进行甲胎蛋白和超声显像检查。

药品供应和药房问题

需要健全的采购和供应管理系统,来确保不同水平的医疗体系下的诊断技术、药物(替诺福韦或恩替卡韦)和其他商品的持续供应。可通过集体或联合采购的规模经济手段降低成本。认真仔细的需求预测是减少资源浪费的关键。可对 WHO 及其合作组织之前开发的各种辅助抗反转录病毒药物量化和供应管理工具进行适当的调整,使其也适用于 CHB 的抗病毒药物。在进行去中心化计划中应积极推广集成供应系统,可基于现有系统并根据需求加强化某些能力。适当的药房和药物储存设施也应纳入规划。

成本和规划

在资源受限背景下治疗 HBV 的主要障碍在于药品成本(包括了税费和进口费用),以及诊断技术、防控机构和工作人员的成本。尽管通过国家抗反转录病毒治疗项目的实施,作为一线方案治疗 HBV/HIV 双重感染患者的仿制药替诺福韦与其他抗反转录病毒药物一起已经得到广泛供应且价格合理,但目前还没有专门为 HBV 感染患者设立的国际公共部门采购项目。几种基于替诺福韦和拉米夫定研制的仿制药已经通过了 WHO 质量保证资格预审程序的审核。单就替诺福韦的仿制品来说,其治疗费存在着巨大差异,从 50 美元/年至 350 美元/年不等(某些亚洲地区甚至达到了 500 美元/年),而仿制的拉米夫定则只需每年 25 美元。恩替卡韦的专利保护已经过期,但是供应和费用方面仍存在巨大差异(差异幅度普遍大于替诺福韦的情况),在印度的治疗费用仅需 30～70 美元/月,在南非则高达 450 美元/月。然而,使用 0.5mg/d 的低剂量治疗方案,假如使用价格较低的原材料,其生产和治疗成本仍有潜在的巨大降价空间。因替诺福韦和恩替卡韦治疗费用高,许多情况下拉米夫定等药物仍被广泛使用,尽管经常因使用该类药物诱发耐药而进一步增加了成本。有多种机制能降低替诺福韦的价格,使其在中低收入国家能够广泛可及和可负担。这些措施包括与药物专利联盟谈判以取得在治疗 HIV(不过同样适用于治疗 HBV)许可协议。

因其价格依然高昂(100~400 美元/次),在资源受限的情况下很难开展 HBV DNA 检测。因此,目前最重要的是通过政府的价格谈判及集中采购,将这些诊断技术和药物在中低收入国家的价格降低到患者能承受的水平。

知识点 12.1　实现卫生体系关键问题的清单

1. 沟通、领导和宣传

● 由谁来负责制订和更新国家指南或患者管理、监测方案和卫生保健工作者培训材料?

● 如何将指南中的建议传达给卫生保健机构,包括公共机构和不以盈利为目的的私人机构;卫生保健人员和其他利益相关者,如 CHB 患者。

● 由谁来全面负责向利益相关者进行宣传,如政治领导者、医疗人员和大众媒体等。

2. 员工和人力资源

● 还需要多少卫生保健人员来落实这些建议? 需要哪些卫生保健工作者(内科医师、卫生员、护士、助产师、社区卫生工作者和实验室助理)? 如何招募这些人员?

● 如何利用转移/分担任务来优化现有的人力资源和扩大服务范围?

● 需要向哪些人群开展什么样的训练、能力培训和技能培训? 如何开展这些工作、如何支付费用呢?

● 采取什么策略来监督和支持患者接受终身治疗、护理和失访人员的回访?

3. 药品和其他用品

● 需要什么样的系统来预测是否需要治疗以及如何以最合适的价格获得指南推荐的一线用药[替诺福韦和(或)恩替卡韦]和其他用品?

● 是否有制订一个过渡计划来淘汰那些非一线推荐药物(如拉米夫定、替比夫定或阿德福韦酯)并引进替诺福韦和恩替卡韦?

● 是否需要加强供应管理制度来满足诊断和药物需求的增加?

● 是否有一个合适监管程序来及时批准和注册这些药物和诊断试剂? 由谁来负责管理这个程序呢?

● 实验室质量控制和外部质量保证体系是否有落实到位并正常运行?

● 国家法律是否允许购买和引进所有必需的商品? 是否存在专利问题?

4. 系统组织

● 检测和治疗服务之间的联系和转诊系统是否健全?

● 是否需要集中和(或)分散相关服务项目来保证这些建议的实施?

● 治疗方案的制订是否与其他相关的治疗的医务人员进行协商(抗反转录病毒治疗、结核病、妇幼保健和药物依赖服务)?

● 在政策和服务水平上需要落实什么样的策略来确保患者在获得护理和治疗中可能存在的差异得以解决?

● 落实什么样的组织来确保病情最严重的患者能得到优先的诊治?

● 实施什么样的干预措施来提升和加强患者随访的依从性?

5. 基础设施

● 还需要哪些基础设施(如诊室、实验室、药房、行政管理区和设备)来支持实施这些建议? 是否可利用现有的抗反转录病毒项目或其他健康项目中的基础设施? 还是需要新的投资?

● 还需要哪些交通基础设施(例如交通工具)?

● 还需要哪些通讯基础设施,用于健康机构、医疗保健人员、实验室和患者之间的沟通?

● 需要什么样的培训计划和工具来支持 HBV 项目的管理?

6. 费用

● 预计实施新建议的总年度投资是多少?

● 以下项目的单位成本是什么?

-抗病毒药物

-新生儿和婴儿的乙肝疫苗

-肝炎的检测、分期和咨询

-肝炎一般医疗保健,包括肝病晚期的管理

-临床和实验室监测

-培训、指导、质量保证和监督

-社区服务

7. 资金

● 资金从何处来,如政府预算、社会保障或医疗保险、自费支付还是私人基金会?

● 怎样筹集到更多的资金来满足预计的投资需求?

● 通过规模经济或与其他干预措施和计划经济的协同作用可以减少哪些潜在的成本费用?

8. 监测和评估

● 需要什么指标从设施和项目层面上充分监测和评估抗病毒治疗等干预措施的影响和覆盖率?需要什么样的人力资源、设备和基础设施?

● 监测和评估系统能否相互合作(在地方和国家层面之间)以避免重复和确保一致性?

● 落实什么样的质量控制、质量保证和质量改进系统来优化所提供的服务?

9. 实施计划

● 该计划是否制订了时间节点明确的阶段目标或目的?

● 该计划是否有包含具体的结果?

● 该计划是否明确区分了在制订抗病毒治疗策略过程中涉及的各利益相关方(例如中央、省级和地方政府,非政府组织,技术合作伙伴,社区及 CHB 患者)所承担的角色和责任?

参 考 文 献

CHAPTER 1

1. Guidelines for the screening, care and treatment of persons with hepatitis C infection. Geneva: World Health Organization; 2014.
2. WHO Global Hepatitis Progamme. Prevention and control of viral hepatitis infection: interim strategy for global action 2012–2014. Geneva: World Health Organization; 2013.
3. WHO. Hepatitis B vaccines. Wkly Epidemiol Rec. 2009;84:405–20.
4. Consolidated guidelines on the use of antiretroviral drugs for treating and preventing HIV infection: recommendations for a public health approach. Geneva: World Health Organization; 2013 June.
5. Guidance on prevention of viral hepatitis B and C among people who inject drugs. Geneva: World Health Organization; 2012.
6. Consolidated guidelines on HIV prevention, diagnosis, treatment and care for key populations. Geneva: World Health Organization; 2014.
7. Prevention and treatment of HIV and other sexually transmitted infections for sex workers in low- and middle-income countries: recommendations for a public health approach. Geneva: World Health Organization; 2012.
8. Prevention and treatment of HIV and other sexually transmitted infections among men who have sex with men and transgender people. Geneva: World Health Organization; 2011.
9. WHO guidelines on hand hygiene in health care. Geneva: World Health Organization; 2009.
10. Universal access to safe blood transfusion. Geneva: World Health Organization; 2008.
11. WHO guidelines on drawing blood: best practices in phlebotomy. Geneva: World Health Organization; 2010.
12. The Universal Declaration of Human Rights. Geneva: United Nations; 1948.
13. Gilks CF, Crowley S, Ekpini R, Gove S, Perriens J, Souteyrand Y, et al. The WHO public-health approach to antiretroviral treatment against HIV in resource-limited settings. Lancet. 2006;368:505–10.

CHAPTER 2

1. Handbook for guidelines development. Geneva: World Health Organization; 2012.
2. Guyatt G, Oxman AD, Akl EA, Kunz R, Vist G, Brozek J, et al. GRADE guidelines: 1. Introduction–GRADE evidence profiles and summary of findings tables. J Clin Epidemiol. 2011;64(4):383–94.
3. Guyatt GH, Oxman AD, Kunz R, Atkins D, Brozek J, Vist G, et al. GRADE guidelines: 2. Framing the question and deciding on important outcomes. J Clin Epidemiol. 2011;64(4):395–400.
4. Balshem H, Helfand M, Schunemann HJ, Oxman AD, Kunz R, Brozek J, et al. GRADE guidelines: 3. Rating the quality of evidence. J Clin Epidemiol. 2011;64(4):401–6.
5. Guyatt GH, Oxman AD, Vist G, Kunz R, Brozek J, Alonso-Coello, P, et al. GRADE guidelines. 4. Rating the quality of evidence – study limitations (risk of bias). J Clin Epidemiol. 2011;64:407–15.
6. Guyatt GH, Oxman AD, Montori V, Vist G, Kunz R, Brozek J, et al. GRADE guidelines. 5. Rating the quality of evidence – publication bias. J Clin Epidemiol. 2011;64:1277–82.
7. Guyatt GH, Oxman AD, Kunz R, Brozek J, Alonso-Coello P, Rind D, et al. GRADE guidelines. 6. Rating the quality of evidence – imprecision (random error). J Clin Epidemiol. 2011;64:1283–93.
8. Guyatt GH, Oxman AD, Kunz R, Woodcock J, Brozek J, Helfand M, et al. GRADE guidelines. 7. Rating the quality of evidence – inconsistency. J Clin Epidemiol. 2011;64:1294–302.
9. Guyatt GH, Oxman AD, Kunz R, Woodcock J, Brozek J, Helfand M, et al. GRADE guidelines. 8. Rating the quality of evidence – indirectness. J Clin Epidemiol. 2011;64:1303–10.
10. Guyatt GH, Oxman AD, Sultan S, Glasziou P, Akl EA, Alonso-Coello P, et al. GRADE guidelines. 9. Rating up the quality of evidence. J Clin Epidemiol. 2011:64:1311–16.
11. Andrews J, Guyatt G, Oxman AD, Alderson P, Dahm P, Falck-Ytter Y, et al. GRADE guidelines. 15. Going from evidence to recommendations: the significance and presentation of recommendations. J Clin Epidemiol. 2013;66:719–25.

CHAPTER 3

1. Lavanchy D. Hepatitis B virus epidemiology, disease burden, treatment, and current and emerging prevention and control measures. J Viral Hepat. 2004;11(2):97–107.

参 考 文 献

2. McMahon BJ. The natural history of chronic hepatitis B virus infection. Semin Liver Dis. 2004;24 (Suppl 1):17–21.

3. Hoofnagle JH, Doo E, Liang TJ, Fleischer R, Lok AS. Management of hepatitis B: summary of a clinical research workshop. Hepatology. 2007;45(4):1056–75.

4. Lok AS, McMahon BJ. Chronic hepatitis B. Hepatology. 2007;45(2):507–39.

5. Ganem D, Prince AM. Hepatitis B virus infection—natural history and clinical consequences. N Engl J Med. 2004;350(11):1118–29.

6. Fattovich G. Natural history and prognosis of hepatitis B. Semin Liver Dis. 2003;23(1):47–58.

7. Fattovich G, Stroffolini T, Zagni I, Donato F. Hepatocellular carcinoma in cirrhosis: incidence and risk factors. Gastroenterology. 2004;127:S35–S50.

8. Hadziyannis SJ, Papatheodoridis GV. Hepatitis B e antigen-negative chronic hepatitis B: natural history and treatment. Semin Liver Dis. 2006;26(2):130–41.

9. Ott JJ, Stevens GA, Groeger J, Wiersma ST. Global epidemiology of hepatitis B virus infection: new estimates of age-specific HBsAg seroprevalence and endemicity. Vaccine. 2012;30(12):2212–19.

10. Zarski JP, Marcellin P, Leroy V, Trepo C, Samuel D, Ganne-Carrie N, et al. Characteristics of patients with chronic hepatitis B in France: predominant frequency of HBe antigen negative cases. J Hepatol. 2006;45(3):355–60.

11. Lozano R, Naghavi M, Foreman K, Lim S, Shibuya K, Aboyans V, et al. Global and regional mortality from 235 causes of death for 20 age groups in 1990 and 2010: a systematic analysis for the Global Burden of Disease Study 2010. Lancet. 2012;380(9859):2095–128.

12. Goldstein ST, Zhou F, Hadler SC, Bell BP, Mast EE, Margolis HS. A mathematical model to estimate global hepatitis B disease burden and vaccination impact. Int J Epidemiol. 2005;34(6):1329–39.

13. Perz JF, Armstrong GL, Farrington LA, Hutin YJ, Bell BP. The contributions of hepatitis B virus and hepatitis C virus infections to cirrhosis and primary liver cancer worldwide. J Hepatol. 2006;45(4):529–38.

14. Kew MC, Kramvis A, Yu MC, Arakawa K, Hodkinson J. Increased hepatocarcinogenic potential of hepatitis B virus genotype A in Bantu-speaking sub-saharan Africans. J Med Virol. 2005;75(4):513–21.

15. WHO. Hepatitis B vaccines. Wkly Epidemiol Rec. 2009;84:405–20.

16. Do EC, Ghany MG. Hepatitis B virology for clinicians. Med Clin North Am. 2010;14:397–408.

17. McMahon BJ. The influence of hepatitis B virus genotype and subgenotype on the natural history of chronic hepatitis B. Hepatol Int. 2009;3(2):334–42.

18. Kim BK, Revill PA, Ahn SH. HBV genotypes: relevance to natural history, pathogenesis and treatment of chronic hepatitis B. Antivir Ther. 2011;16(8):1169–86.

19. Alexopoulou A, Karayiannis P. HBeAg negative variants and their role in the natural history of chronic hepatitis B virus infection. World J Gastroenterol. 2014;20(24):7644–52.

20. Mast EE, Alter MJ, Margolis HS. Strategies to prevent and control hepatitis B and C virus infections: a global perspective. Vaccine. 1999;17(13-14):1730–3.

21. Beasley RP, Hwang LY, Lee GC, Lan CC, Roan CH, Huang FY, et al. Prevention of perinatally transmitted hepatitis B virus infections with hepatitis B immune globulin and hepatitis B vaccine. Lancet. 1983;2(8359):1099–102.

22. McMahon BJ, Alward WL, Hall DB, Heyward WL, Bender TR, Francis DP, et al. Acute hepatitis B virus infection: relation of age to the clinical expression of disease and subsequent development of the carrier state. J Infect Dis. 1985;151(4):599–603.

23. Szmuness W. Recent advances in the study of the epidemiology of hepatitis B. Am J Pathol. 1975;81(3):629–50.

24. Bertoletti A, Kennedy PT. The immune tolerant phase of chronic HBV infection: new perspectives on an old concept. Cell Mol Immunol. 2014; Sep 1. doi: 10.1038/cmi.2014.79. [Epub ahead of print].

25. Hadziyannis SJ, Vassilopoulos D. Hepatitis B e antigen-negative chronic hepatitis B. Hepatology. 2001;34(4 Pt 1):617–24.

26. Brunetto MR, Oliveri F, Coco B, Leandro G, Colombatto P, Gorin JM, et al. Outcome of anti-HBe positive chronic hepatitis B in alpha-interferon treated and untreated patients: a long term cohort study. J Hepatol. 2002;36(2):263–70.

27. McMahon BJ. The natural history of chronic hepatitis B virus infection. Hepatology. 2009;49(5 Suppl):S45–55.

28. Lok AS, McMahon BJ. Chronic hepatitis B: update 2009. Hepatology. 2009;50(3):661–2.

29. Brunetto MR, Oliveri F, Colombatto P, Moriconi F, Ciccorossi P, Coco B, et al. Hepatitis B surface antigen serum levels help to distinguish active from inactive hepatitis B virus genotype D carriers. Gastroenterology. 2010;139(2):483–90.

30. Chen CJ, Iloeje UH, Yang HI. Long-term outcomes in hepatitis B: the REVEAL-HBV study. Clin Liver Dis. 2007;11(4):797–816, viii.

31. Saldanha J, Gerlich W, Lelie N, Dawson P, Heermann K, Heath A, et al. An international collaborative study to establish a World Health Organization international standard for hepatitis B virus DNA nucleic acid amplification techniques. Vox Sang. 2001;80(1):63–71.

32. Shyamala V, Cottrell J, Arcangel P, Madriaga D, Linnen J, Phelps B, et al. Detection and quantitation of HBV DNA in the WHO International Standard for HIV-1 RNA (NIBSC code: 97/656). J Virol Methods. 2004;118(1):69–72.

33. Castera L. Noninvasive methods to assess liver disease in patients with hepatitis B or C. Gastroenterology. 2012;142(6):1293–302.e4.

34. Park SH, Kim CH, Kim DJ, Suk KT, Cheong JY, Cho SW, et al. Usefulness of multiple biomarkers for the prediction of significant fibrosis in chronic hepatitis B. J Clin Gastroenterol. 2011;45(4):361–5.

35. Zhang YG, Wang BE, Wang TL, Ou XJ. Assessment of hepatic fibrosis by transient elastography in patients with chronic hepatitis B. Pathol Int. 2010;60(4):284–90.

187

参 考 文 献

36. Blood donor selection: guidelines on assessing donor suitability for blood donation Geneva: World Health Organization; 2012.

37. Screening for hepatitis during the domestic medical examination for newly arrived refugees. Atlanta, GA: Centres for Disease Control and Prevention; 2014.

38. Hepatitis B and C: ways to promote and offer testing to people at increased risk of infection London: National Institute for Health and Care Excellence; 2012.

39. Liaw YF, Leung N, Kao JH, Piratvisuth T, Gane E, Han KH, et al. Asian-Pacific consensus statement on the management of chronic hepatitis B: a 2008 update. Hepatol Int. 2008;2(3):263-83.

40. European Association for the Study of the Liver. EASL Clinical Practice Guidelines: management of chronic hepatitis B virus infection. J Hepatol. 2012;57:167-185.

41. Lok AS, McMahon BJ. Chronic hepatitis B: update 2009. AASLD Practice Guideline update. Hepatology. 2009;50(3):1-30.

42. Bam RA, Birkus G, Babusis D, Cihlar T, Yant SR. Metabolism and antiretroviral activity of tenofovir alafenamide in CD4(+) T-cells and macrophages from demographically diverse donors. Antivir Ther. 2014;19(7):669-77.

43. Bam RA, Yant SR, Cihlar T. Tenofovir alafenamide is not a substrate for renal organic anion transporters (OATs) and does not exhibit OAT-dependent cytotoxicity. Antivir Ther. 2014;19(7):687-92.

44. Sax PE, Zolopa A, Brar I, Elion R, Ortiz R, Post F, et al. Tenofovir alafenamide vs. tenofovir disoproxil fumarate in single tablet regimens for initial HIV-1 therapy: a randomized phase 2 study. J Acquir Immune Defic Syndr. 2014;67(1):52-8.

45. Kapoor R, Kottilil S. Strategies to eliminate HBV infection. Future Virol. 2014;9(6):565-85.

46. Colin JF, Cazals-Hatem D, Loriot MA, Martinot-Peignoux M, Pham BN, Auperin A, et al. Influence of human immunodeficiency virus infection on chronic hepatitis B in homosexual men. Hepatology. 1999;29(4):1306-10.

47. Konopnicki D, Mocroft A, de Wit S, Antunes F, Ledergerber B, Katlama C, et al. Hepatitis B and HIV: prevalence, AIDS progression, response to highly active antiretroviral therapy and increased mortality in the EuroSIDA cohort. AIDS. 2005;19(6):593-601.

48. Puoti M, Spinetti A, Ghezzi A, Donato F, Zaltron S, Putzolu V, et al. Mortality for liver disease in patients with HIV infection: a cohort study. J Acquir Immune Defic Syndr. 2000;24(3):211-17.

49. Hawkins C, Christian B, Ye J, Nagu T, Aris E, Chalamilla G, et al. Prevalence of hepatitis B co-infection and response to antiretroviral therapy among HIV-infected patients in Tanzania. AIDS. 2013;27(6):919-27.

50. Wandeler G, Gsponer T, Bihl F, Bernasconi E, Cavassini M, Kovari H, et al. Hepatitis B virus infection is associated with impaired immunological recovery during antiretroviral therapy in the Swiss HIV cohort study. J Infect Dis. 2013;208(9):1454-8.

51. Weber R, Sabin CA, Friis-Moller N, Reiss P, El-Sadr WM, Kirk O, et al. Liver-related deaths in persons infected with the human immunodeficiency virus: the D:A:D study. Arch Intern Med. 2006;166(15):1632-41.

52. Salmon-Ceron D, Lewden C, Morlat P, Bevilacqua S, Jougla E, Bonnet F, et al. Liver disease as a major cause of death among HIV infected patients: role of hepatitis C and B viruses and alcohol. J Hepatol. 2005;42(6):799-805.

53. Joshi D, O'Grady J, Dieterich D, Gazzard B, Agarwal K. Increasing burden of liver disease in patients with HIV infection. Lancet. 2011;377(9772):1198-209.

54. Thio CL, Seaberg EC, Skolasky R, Phair J, Visscher B, Munoz A, et al. HIV-1, hepatitis B virus, and risk of liver-related mortality in the Multicenter Cohort Study (MACS). Lancet. 2002;360(9349):1921-6.

55. Scharschmidt BF, Held MJ, Hollander HH, Read AE, Lavine JE, Veereman G, et al. Hepatitis B in patients with HIV infection: relationship to AIDS and patient survival. Ann Intern Med. 1992;117(10):837-8.

56. Sinicco A, Raiteri R, Sciandra M, Bertone C, Lingua A, Salassa B, et al. Coinfection and superinfection of hepatitis B virus in patients infected with human immunodeficiency virus: no evidence of faster progression to AIDS. Scand J Infect Dis. 1997;29(2):111-15.

57. Chun HM, Roediger MP, Hullsiek KH, Thio CL, Agan BK, Bradley WP, et al. Hepatitis B virus coinfection negatively impacts HIV outcomes in HIV seroconverters. J Infect Dis. 2012;205(2):185-93.

58. Nikolopoulos GK, Paraskevis D, Hatzitheodorou E, Moschidis Z, Sypsa V, Zavitsanos X, et al. Impact of hepatitis B virus infection on the progression of AIDS and mortality in HIV-infected individuals: a cohort study and meta-analysis. Clin Infect Dis. 2009;48(12):1763-71.

59. Alter MJ. Epidemiology of viral hepatitis and HIV co-infection. J Hepatol. 2006;44(1 Suppl):S6-9.

60. Hoffmann CJ, Thio CL. Clinical implications of HIV and hepatitis B co-infection in Asia and Africa. Lancet Infect Dis. 2007;7(6):402-9.

61. Modi AA, Feld JJ. Viral hepatitis and HIV in Africa. AIDS Rev. 2007;9(1):25-39.

62. Easterbrook P, Sands A, Harmanci H. Challenges and priorities in the management of HIV/HBV and HIV/HCV coinfection in resource-limited settings. Semin Liver Dis. 2012;32(2):147-57.

63. Rizzetto M, Canese MG, Arico S, Crivelli O, Trepo C, Bonino F, et al. Immunofluorescence detection of new antigen-antibody system (delta/anti-delta) associated to hepatitis B virus in liver and in serum of HBsAg carriers. Gut. 1977;18(12):997-1003.

64. Hughes SA, Wedemeyer H, Harrison PM. Hepatitis delta virus. Lancet. 2011;378(9785):73-85.

65. Mumtaz K, Hamid SS, Adil S, Afaq A, Islam M, Abid S, et al. Epidemiology and clinical pattern of hepatitis delta virus infection in Pakistan. J Gastroenterol Hepatol. 2005;20(10):1503-7.

66. Zaidi G, Idrees M, Malik FA, Amin I, Shahid M, Younas S, et al. Prevalence of hepatitis delta virus infection among hepatitis B virus surface antigen positive patients circulating in the largest province of Pakistan. Virol J. 2010;7:283.

67. Khan AU, Waqar M, Akram M, Zaib M, Wasim M, Ahmad S, et al. True prevalence of twin HDV-HBV infection in Pakistan: a molecular approach. Virol J. 2011;8:420.

68. Wedemeyer H, Heidrich B, Manns MP. Hepatitis D virus infection--not a vanishing disease in Europe! Hepatology. 2007;45(5):1331–2; author reply 2–3.

69. Gaeta GB, Stroffolini T, Smedile A, Niro G, Mele A. Hepatitis delta in Europe: vanishing or refreshing? Hepatology. 2007;46(4):1312–13.

70. Cross TJ, Rizzi P, Horner M, Jolly A, Hussain MJ, Smith HM, et al. The increasing prevalence of hepatitis delta virus (HDV) infection in South London. J Med Virol. 2008;80(2):277–82.

71. Torres JR. Hepatitis B and hepatitis delta virus infection in South America. Gut. 1996;38 (Suppl 2):S48–55.

72. Yurdaydin C, Idilman R, Bozkaya H, Bozdayi AM. Natural history and treatment of chronic delta hepatitis. J Viral Hepat. 2010;17(11):749–56.

73. Caredda F, Antinori S, Pastecchia C, Coppin P, Palla M, Ponzetto A, et al. Incidence of hepatitis delta virus infection in acute HBsAg-negative hepatitis. J Infect Dis. 1989;159(5):977–9.

74. Smedile A, Farci P, Verme G, Caredda F, Cargnel A, Caporaso N, et al. Influence of delta infection on severity of hepatitis B. Lancet. 1982;2(8305):945–7.

75. Farci P, Smedile A, Lavarini C, Piantino P, Crivelli O, Caporaso N, et al. Delta hepatitis in inapparent carriers of hepatitis B surface antigen. A disease simulating acute hepatitis B progressive to chronicity. Gastroenterology. 1983;85(3):669–73.

76. Bortolotti F, Di Marco V, Vajro P, Crivellaro C, Zancan L, Nebbia G, et al. Long-term evolution of chronic delta hepatitis in children. J Pediatr. 1993;122(5 Pt 1):736–8.

77. Farci P, Barbera C, Navone C, Bortolotti F, Vajro P, Caporaso N, et al. Infection with the delta agent in children. Gut. 1985;26(1):4–7.

78. Fattovich G, Giustina G, Christensen E, Pantalena M, Zagni I, Realdi G, et al. Influence of hepatitis delta virus infection on morbidity and mortality in compensated cirrhosis type B. The European Concerted Action on Viral Hepatitis (Eurohep). Gut. 2000;46(3):420–6.

79. Pontisso P, Ruvoletto MG, Fattovich G, Chemello L, Gallorini A, Ruol A, et al. Clinical and virological profiles in patients with multiple hepatitis virus infections. Gastroenterology. 1993;105(5):1529–33.

80. Liu CJ, Liou JM, Chen DS, Chen PJ. Natural course and treatment of dual hepatitis B virus and hepatitis C virus infections. J Formos Med Assoc. 2005;104(11):783–91.

81. Potthoff A, Manns MP, Wedemeyer H. Treatment of HBV/HCV coinfection. Expert Opin Pharmacother. 2010;11(6):919–28.

82. Donato F, Boffetta P, Puoti M. A meta-analysis of epidemiological studies on the combined effect of hepatitis B and C virus infections in causing hepatocellular carcinoma. Int J Cancer. 1998;75(3):347–54.

83. Benvegnu L, Noventa F, Bernardinello E, Pontisso P, Gatta A, Alberti A. Evidence for an association between the aetiology of cirrhosis and pattern of hepatocellular carcinoma development. Gut. 2001;48(1):110–15.

84. Kew MC, Yu MC, Kedda MA, Coppin A, Sarkin A, Hodkinson J. The relative roles of hepatitis B and C viruses in the etiology of hepatocellular carcinoma in southern African blacks. Gastroenterology. 1997;112(1):184–7.

85. Guidelines for the screening, care and treatment of persons with hepatitis C infection. Geneva: World Health Organization; 2014.

86. Jonas MM, Block JM, Haber BA, Karpen SJ, London WT, Murray KF, et al. Treatment of children with chronic hepatitis B virus infection in the United States: patient selection and therapeutic options. Hepatology. 2010;52(6):2192–205.

87. Jonas MM, Kelly D, Pollack H, Mizerski J, Sorbel J, Frederick D, et al. Safety, efficacy, and pharmacokinetics of adefovir dipivoxil in children and adolescents (age 2 to <18 years) with chronic hepatitis B. Hepatology. 2008;47(6):1863–71.

88. Jonas MM, Little NR, Gardner SD, International Pediatric Lamivudine Investigator G. Long-term lamivudine treatment of children with chronic hepatitis B: durability of therapeutic response and safety. J Viral Hepat. 2008;15(1):20–7.

89. Sokal EM, Kelly D, Wirth S, Mizerski J, Dhawan A, Frederick D. The pharmacokinetics and safety of adefovir dipivoxil in children and adolescents with chronic hepatitis B virus infection. J Clin Pharmacol. 2008;48(4):512–17.

CHAPTER 4

1. Goodman ZD. Grading and staging systems for inflammation and fibrosis in chronic liver diseases. J Hepatol. 2007;47(4):598–607.

2. Basar O, Yimaz B, Ekiz F, Ginis Z, Altinbas A, Aktas B, et al. Non-invasive tests in prediction of liver fibrosis in chronic hepatitis B and comparison with post-antiviral treatment results. Clin Res Hepatol Gastroenterol. 2013;37(2):152–8.

3. Cardoso AC, Carvalho-Filho RJ, Stern C, Dipumpo A, Giuily N, Ripault MP, et al. Direct comparison of diagnostic performance of transient elastography in patients with chronic hepatitis B and chronic hepatitis C. Liver Int. 2012;32(4):612–21.

4. Castera L, Bernard PH, Le Bail B, Foucher J, Trimoulet P, Merrouche W, et al. Transient elastography and biomarkers for liver fibrosis assessment and follow-up of inactive hepatitis B carriers. Aliment Pharmacol Ther. 2011;33(4):455–65.

5. Ceylan B, Mete B, Fincanci M, Aslan T, Akkoyunlu Y, Ozgunes N, et al. A new model using platelet indices to predict liver fibrosis in patients with chronic hepatitis B infection. Wien Klin Wochenschr. 2013;125(15-16):453–60.

6. Chan HLY, Wong GLH, Choi PCL, Chan AWH, Chim AML, Yiu KKL, et al. Alanine aminotransferase-based algorithms of liver stiffness measurement by transient elastography (Fibroscan) for liver fibrosis in chronic hepatitis B. J Viral Hepat. 2009;16(1):36–44.

7. Chen B, Ye B, Zhang J, Ying L, Chen Y. RDW to platelet ratio: a novel noninvasive index for predicting hepatic fibrosis and cirrhosis in chronic hepatitis B. PLoS One. 2013;8(7).

8. Chen J, Liu C, Chen H, Liu Q, Yang B, Ou Q. Study on noninvasive laboratory tests for fibrosis in chronic HBV infection and their evaluation. J Clin Lab Anal. 2013;27(1):5–11.

9. Chen YP, Liang XE, Dai L, Zhang Q, Peng J, Zhu YF, et al. Improving transient elastography performance for detecting hepatitis B cirrhosis. Dig Liver Dis. 2012;44(1):61–6.

10. Chen YP, Liang XE, Zhang Q, Peng J, Zhu YF, Wen WQ, et al. Larger biopsies evaluation of transient elastography for detecting advanced fibrosis in patients with compensated chronic hepatitis B. J Gastroenterol Hepatol. 2012;27(7):1219–26.

11. Cho HJ, Seo YS, Lee KG, Hyun JJ, An H, Keum B, et al. Serum aminotransferase levels instead of etiology affects the accuracy of transient elastography in chronic viral hepatitis patients. J Gastroenterol Hepatol. 2011;26(3):492–500.

12. Chrysanthos NV, Papatheodoridis GV, Savvas S, Kafiri G, Petraki K, Manesis EK, et al. Aspartate aminotransferase to platelet ratio index for fibrosis evaluation in chronic viral hepatitis. Eur J Gastroenterol Hepatol. 2006;18(4):389–96.

13. Degos F, Perez P, Roche B, Mahmoudi A, Asselineau J, Voitot H, et al. Diagnostic accuracy of FibroScan and comparison to liver fibrosis biomarkers in chronic viral hepatitis: a multicenter prospective study (the FIBROSTIC study). J Hepatol. 2010;53(6):1013–21.

14. Dogan U, Akin M. AST-platelet ratio index may be a useful marker in the exclusion of cirrhosis in patients with CHB. J Gastroenterol Hepatol. 2013;28:915.

15. Erdogan S, Dogan HO, Sezer S, Uysal S, Ozhamam E, Kayacetin S, et al. The diagnostic value of non-invasive tests for the evaluation of liver fibrosis in chronic hepatitis B patients. Scand J Clin Lab Invest. 2013;73(4):300–8.

16. Fraquelli M, Rigamonti C, Casazza G, Donato MF, Ronchi G, Conte D, et al. Etiology-related determinants of liver stiffness values in chronic viral hepatitis B or C. J Hepatol. 2011;54(4):621–8.

17. Fung J, Lai CL, Cheng C, Wu R, Wong DKH, Yuen MF. Mild-to-moderate elevation of alanine aminotransferase increases liver stiffness measurement by transient elastography in patients with chronic hepatitis B. Am J Gastroenterol. 2011;106(3):492–6.

18. Gaia S, Carenzi S, Barilli AL, Bugianesi E, Smedile A, Brunello F, et al. Reliability of transient elastography for the detection of fibrosis in non-alcoholic fatty liver disease and chronic viral hepatitis. J Hepatol. 2011;54(1):64–71.

19. Ganne-Carrie N, Ziol M, De Ledinghen V, Douvin C, Marcellin P, Castera L, et al. Accuracy of liver stiffness measurement for the diagnosis of cirrhosis in patients with chronic liver diseases. Hepatology. 2006;44(6):1511–17.

20. Goyal R, Mallick SR, Mahanta M, Kedia S, Shalimar, Dhingra R, et al. Fibroscan can avoid liver biopsy in Indian patients with chronic hepatitis B. J Gastroenterol Hepatol. 2013;28(11):1738–45.

21. Gui HI, Gao CF, Wang H, Liu XE, Xie Q, Dewaele S, et al. Altered serum N-glycomics in chronic hepatitis B patients. Liver Int. 2010;30(2):259–67.

22. Gumusay O, Ozenirler S, Atak A, Sonmez C, Ozkan S, Tuncel AF, et al. Diagnostic potential of serum direct markers and non-invasive fibrosis models in patients with chronic hepatitis B. Hepatol Res. 2013;43(3):228–37.

23. Guzelbulut F, Sezikli M, Akkan-Cetinkaya Z, Yasar B, Ozkara S, Kurdas-Ovunc AO. AST-platelet ratio index in the prediction of significant fibrosis and cirrhosis in patients with chronic hepatitis B. Turk J Gastroenterol. 2012;23(4):353–8.

24. Hongbo L, Xiaohui L, Hong K, Wei W, Yong Z. Assessing routine and serum markers of liver fibrosis in CHB patients using parallel and serial interpretation. Clin Biochem. 2007;40(8):562–6.

25. Jia JD, Hou JL, Ding HG, Chen JM, Xie Q, Wang YM, et al. Liver stiffness measured by transient elastography can predict liver fibrosis in Chinese patients with chronic hepatitis B. Hepatol Int. 2010;4 (1):22.

26. Kim BK, Kim DY, Park JY, Ahn SH, Chon CY, Kim JK, et al. Validation of FIB-4 and comparison with other simple noninvasive indices for predicting liver fibrosis and cirrhosis in hepatitis B virus-infected patients. Liver Int. 2010;30(4):546–53.

27. Kim BK, Kim HS, Park JY, Kim do Y, Ahn SH, Chon CY, et al. Prospective validation of ELF test in comparison with Fibroscan and FibroTest to predict liver fibrosis in Asian subjects with chronic hepatitis B. PLoS One. 2012;7(7):e41964.

28. Kim BK, Kim SA, Park YN, Cheong JY, Kim HS, Park JY, et al. Noninvasive models to predict liver cirrhosis in patients with chronic hepatitis B. Liver Int. 2007;27(7):969–76.

29. Kim BK, Kim SU, Kim HS, Park JY, Ahn SH, Chon CY, et al. Prospective validation of Fibrotest in comparison with liver stiffness for predicting liver fibrosis in Asian subjects with chronic hepatitis B. PLoS One. 2012;7(4).

30. Kim DY, Kim SU, Ahn SH, Park JY, Lee JM, Park YN, et al. Usefulness of FibroScan for detection of early compensated liver cirrhosis in chronic hepatitis B. Dig Dis Sci. 2009;54(8):1758–63.

31. Kim SU, Ahn SH, Park JY, Kang W, Kim DY, Park YN, et al. Liver stiffness measurement in combination with noninvasive markers for the improved diagnosis of B-viral liver cirrhosis. J Clin Gastroenterol. 2009;43(3):267–71.

32. Kongtawelert P, Chanmee T, Pothacharoen P, Wisedopa N, Kranokpiruk P, Poovorawan K, et al. Diagnostic accuracy of liver stiffness measurement and serum hyaluronic acid for detecting liver fibrosis in chronic hepatitis B with respect to ALT levels. Asian Biomedicine. 2013;7(5):609–17.

33. Kumar M, Rastogi A, Singh T, Bihari C, Gupta E, Sharma P, et al. Analysis of discordance between transient elastography and liver biopsy for assessing liver fibrosis in chronic hepatitis B virus infection. Hepatol Int. 2013;7(1):134–43.

34. Kwok R, Gonzalez-Arce V, Kim A, Ngu MC, Lee AU. Evaluation of hepatic fibrosis in chronic hepatitis B using transient elastography. J Gastroenterol Hepatol. 2009;24:A283.

35. Lee IC, Chan CC, Huang YH, Huo TI, Chu CJ, Lai CR, et al. Comparative analysis of noninvasive models to predict early liver fibrosis in hepatitis B e antigen-negative chronic hepatitis B. J Clin Gastroenterol. 2011;45(3):278–85.

36. Lemoine M, Shimakawa Y, Goldin R, Khalil M, Lloyd J, Suso P, et al. Validation and comparison of non-invasive markers of liver fibrosis in West-African patients with chronic hepatitis B living in the Gambia. J Hepatol. 2014;1:S414–S415.

37. Lesmana CRA, Salim S, Hasan I, Sulaiman AS, Gani RA, Pakasi LS, et al. Diagnostic accuracy of transient elastography (FibroScan) versus the aspartate transaminase to platelet ratio index in assessing liver fibrosis in chronic hepatitis B: the role in primary care setting. J Clin Pathol. 2011;64(10):916–20.

38. Li J, Gordon SC, Rupp LB, Zhang T, Boscarino JA, Vijayadeva V, et al. The validity of serum markers for fibrosis staging in chronic hepatitis B and C. J Viral Hepat. 2014;21(12):930–7.

39. Lin CS, Chang CS, Yang SS, Yeh HZ, Lin CW. Retrospective evaluation of serum markers APRI and AST/ALT for assessing liver fibrosis and cirrhosis in chronic hepatitis B and C patients with hepatocellular carcinoma. Intern Med. 2008;47(7):569–75.

40. Liu HB, Zhou JP, Zhang Y, Lv XH, Wang W. Prediction on liver fibrosis using different APRI thresholds when patient age is a categorical marker in patients with chronic hepatitis B. Clin Chim Acta. 2011;412(1–2):33–7.

41. Ma J, Jiang Y, Gong G. Evaluation of seven noninvasive models in staging liver fibrosis in patients with chronic hepatitis B virus infection. Eur J Gastroenterol Hepatol. 2013;25(4):428–34.

42. Mallet V, Dhalluin-Venier V, Roussin C, Bourliere M, Pettinelli ME, Giry C, et al. The accuracy of the FIB-4 index for the diagnosis of mild fibrosis in chronic hepatitis B. Aliment Pharmacol Ther. 2009;29(4):409–15.

43. Marcellin P, Ziol M, Bedossa P, Douvin C, Poupon R, De Ledinghen V, et al. Non-invasive assessment of liver fibrosis by stiffness measurement in patients with chronic hepatitis B. Liver Int. 2009;29(2):242–7.

44. Miailhes P, Pradat P, Chevallier M, Lacombe K, Bailly F, Cotte L, et al. Proficiency of transient elastography compared to liver biopsy for the assessment of fibrosis in HIV/HBV-coinfected patients. J Viral Hepat. 2011;18(1):61–9.

45. Myers RP, Elkashab M, Ma M, Crotty P, Pomier-Layrargues G. Transient elastography for the noninvasive assessment of liver fibrosis: a multicentre Canadian study. Can J Gastroenterol. 2010;24(11):661–70.

46. Myers RP, Tainturier MH, Ratziu V, Piton A, Thibault V, Imbert-Bismut F, et al. Prediction of liver histological lesions with biochemical markers in patients with chronic hepatitis B. J Hepatol. 2003;39(2):222–30.

47. Ogawa E, Furusyo N, Murata M, Ohnishi H, Toyoda K, Taniai H, et al. Longitudinal assessment of liver stiffness by transient elastography for chronic hepatitis B patients treated with nucleoside analog. Hepatol Res. 2011;41(12):1178–88.

48. Osakabe K, Ichino N, Nishikawa T, Sugiyama H, Kato M, Kitahara S, et al. Reduction of liver stiffness by antiviral therapy in chronic hepatitis B. J Gastroenterol. 2011;46(11):1324–34.

49. Papalavrentios L, Sinakos E, Manolakopoulos S, Papatheodoridis GV, Papageorgiou MV, Papachrysos N, et al. Transient elastography (Fibroscan) in patients with chronic hepatitis B. J Gastroenterol Hepatol (Hong Kong). 2012;1(11):311–14.

50. Papatheodoridis GV, Manolakopoulos S, Margariti A, Papageorgiou MV, Kranidioti H, Katoglou A, et al. The usefulness of transient elastography in the assessment of patients with HBeAg-negative chronic hepatitis B virus infection. J Viral Hepat. 2014;21(7):517–24.

51. Poynard T, Ngo Y, Marcellin P, Hadziyannis S, Ratziu V, Benhamou Y. Impact of adefovir dipivoxil on liver fibrosis and activity assessed with biochemical markers (FibroTest-ActiTest) in patients infected by hepatitis B virus. J Viral Hepat. 2009;16(3):203–13.

52. Raftopoulos SC, George J, Bourliere M, Rossi E, de Boer WB, Jeffrey GP, et al. Comparison of noninvasive models of fibrosis in chronic hepatitis B. Hepatol Int. 2012;6(2):457–67.

53. Sebastiani G, Halfon P, Castera L, Pol S, Thomas D, Mangia A, et al. The effect of prevalence of liver fibrosis stages in performance of noninvasive fibrosis biomarkers in chronic liver diseases (CLDS): results of an independent, international study. Dig Liver Dis. 2011;43:S141.

54. Sebastiani G, Vario A, Guido M, Alberti A. Sequential algorithms combining non-invasive markers and biopsy for the assessment of liver fibrosis in chronic hepatitis B. World J Gastroenterol. 2007;13(4):525–31.

55. Seto WK, Lee CF, Lai CL, Ip PPC, Fong DYT, Fung J, et al. A new model using routinely available clinical parameters to predict significant liver fibrosis in chronic hepatitis B. PLoS One. 2011;6(8):e23077.

56. Shin WG, Park SH, Jang MK, Hahn TH, Kim JB, Lee MS, et al. Aspartate aminotransferase to platelet ratio index (APRI) can predict liver fibrosis in chronic hepatitis B. Dig Liver Dis. 2008;40(4):267–74.

57. Shoaei SD, Sali S, Karamipour M, Riahi E. Non-invasive histologic markers of liver disease in patients with chronic hepatitis B. Hepat Mon. 2014;14(2):e14228.

58. Shrivastava R, Sen S, Banerji D, Praharaj AK, Chopra GS, Gill SS. Assessment of non-invasive models for liver fibrosis in chronic hepatitis B virus related liver disease patients in resource-limited settings. Indian J Pathol Microbiol. 2013;56(3):196–9.

59. Sim SJ, Cheong JY, Cho SW, Kim JS, Lim TY, Shin DH, et al. [Efficacy of AST to platelet ratio in predicting severe hepatic fibrosis and cirrhosis in chronic hepatitis B infection]. Korean J Gastroenterol. 2005;45:340–7.

60. Sinakos E, Manolakopoulos S, Papatheodoridis G, Papalavrentios L, Papageorgiou MV, Papachrysos N, et al. Transient elastography (FibroScan) in patients with chronic hepatitis B in everyday clinical practice. J Hepatol. 2011;54:S140–S141.

61. Sokucu S, Gokce S, Gulluoglu M, Aydogan A, Celtik C, Durmaz O. The role of the non-invasive serum marker FibroTest-ActiTest in the prediction of histological stage of fibrosis and activity in children with nave chronic hepatitis B infection. Scand J Infect Dis. 2010;42(9):699–703.

62. Sporea I, Sirli R, Deleanu A, Tudora A, Popescu A, Curescu M, et al. Liver stiffness measurements in patients with HBV vs HCV chronic hepatitis: a comparative study. World J Gastroenterol. 2010;16(38):4832–7.

63. Sporea I, Sirli R, Popescu A, Danila M. Acoustic radiation force impulse (ARFI)—a new modality for the evaluation of liver fibrosis. Medicine. 2010;12(1):26–31.

64. Trembling PM, Lampertico P, Parkes J, Tanwar S, Vigano M, Facchetti F, et al. Performance of enhanced liver fibrosis test and comparison with transient elastography in the identification of liver fibrosis in patients with chronic hepatitis B infection. J Viral Hepat. 2014;21(6):430–8.

65. Ucar F, Sezer S, Ginis Z, Ozturk G, Albayrak A, Basar O, et al. APRI, the FIB-4 score, and Forn's index have noninvasive diagnostic value for liver fibrosis in patients with chronic hepatitis B. Eur J Gastroenterol Hepatol. 2013;25(9):1076–81.

66. Uyar C, Akcam FZ, Ciris M, Kaya O, Kockar C, Isler M. Comparison of FibroTest-ActiTest with histopathology in demonstrating fibrosis and necroinflammatory activity in chronic hepatitis B and C. Indian J Pathol Microbiol. 2010;53(3):470–5.

67. Vigano M, Paggi S, Lampertico P, Fraquelli M, Massironi S, Ronchi G, et al. Dual cut-off transient elastography to assess liver fibrosis in chronic hepatitis B: a cohort study with internal validation. Aliment Pharmacol Ther. 2011;34(3):353–62.

68. Wang H, Xue L, Yan R, Zhou Y, Wang MS, Cheng MJ, et al. Comparison of FIB-4 and APRI in Chinese HBV-infected patients with persistently normal ALT and mildly elevated ALT. J Viral Hepat. 2013;20(4):e3–e10.

69. Wang Y, Xu MY, Zheng RD, Xian JC, Xu HT, Shi JP, et al. Prediction of significant fibrosis and cirrhosis in hepatitis B e-antigen negative patients with chronic hepatitis B using routine parameters. Hepatol Res. 2013;43(5):441–51.

70. Wong GLH, Wong VWS, Choi PCL, Chan AWH, Chan HLY. Development of a non-invasive algorithm with transient elastography (Fibroscan) and serum test formula for advanced liver fibrosis in chronic hepatitis B. Aliment Pharmacol Ther. 2010;31(10):1095–103.

71. Wong GLH, Wong VWS, Choi PCL, Chan AWH, Chim AML, Yiu KKL, et al. Evaluation of alanine transaminase and hepatitis B Virus DNA to predict liver cirrhosis in hepatitis B e antigen-negative chronic hepatitis B using transient elastography. Am J Gastroenterol. 2008;103(12):3071–81.

72. Wong GLH, Wong VWS, Choi PCL, Chan AWH, Chim AML, Yiu KKL, et al. On-treatment monitoring of liver fibrosis with transient elastography in chronic hepatitis B patients. Antiviral Ther. 2011;16(2):165–72.

73. Wu SD, Ni YJ, Liu LL, Li H, Lu LG, Wang JY. Establishment and validation of a simple noninvasive model to predict significant liver fibrosis in patients with chronic hepatitis B. Hepatol Int. 2012;6(1):360–8.

74. Zeng DW, Liu YR, Zhang JM, Zhu YY, Lin S, You J, et al. Serum ceruloplasmin levels correlate negatively with liver fibrosis in males with chronic hepatitis B: a new noninvasive model for predicting liver fibrosis in HBV-related liver disease. PLoS One. 2013;8(10).

75. Zhang YX, Wu WJ, Zhang YZ, Feng YL, Zhou XX, Pan Q. Noninvasive assessment of liver fibrosis with combined serum aminotransferase/platelet ratio index and hyaluronic acid in patients with chronic hepatitis B. World J Gastroenterol. 2008;14(46):7117–21.

76. Zhou K, Gao CF, Zhao YP, Liu HL, Zheng RD, Xian JC, et al. Simpler score of routine laboratory tests predicts liver fibrosis in patients with chronic hepatitis B. J Gastroenterol Hepatol. 2010;25(9):1569–77.

77. Zhu CL, Li WT, Li Y, Gao RT. Serum levels of tissue inhibitor of metalloproteinase-1 are correlated with liver fibrosis in patients with chronic hepatitis B. J Dig Dis. 2012;13(11):558–63.

78. Zhu X, Wang LC, Chen EQ, Chen XB, Chen LY, Liu L, et al. Prospective evaluation of fibroscan for the diagnosis of hepatic fibrosis in patients with chronic hepatitis B virus infection. Hepatol Int. 2011;5(1):306.

79. Bonnard P, Sombie R, Lescure FX, Bougouma A, Guiard-Schmid JB, Poynard T, et al. Comparison of elastography, serum marker scores, and histology for the assessment of liver fibrosis in hepatitis B virus (HBV)-infected patients in Burkina Faso. Am J Trop Med Hyg. 2010;82(3):454–8.

80. Bottero J, Lacombe K, Guechot J, Serfaty L, Miailhes P, Bonnard P, et al. Performance of 11 biomarkers for liver fibrosis assessment in HIV/HBV co-infected patients. J Hepatol. 2009;50(6):1074–83.

81. Fraquelli M, Rigamonti C, Casazza G, Conte D, Donato MF, Ronchi G, et al. Reproducibility of transient elastography in the evaluation of liver fibrosis in patients with chronic liver disease. Gut. 2007;56(7):968–73.

CHAPTER 5

1. Prati D, Taioli E, Zanella A, Della Torre E, Butelli S, Del Vecchio E, et al. Updated definitions of healthy ranges for serum alanine aminotransferase levels. Ann Intern Med. 2002;137(1):1–10.

2. Saldanha J, Gerlich W, Lelie N, Dawson P, Heermann K, Heath A. An international collaborative study to establish a World Health Organization international standard for hepatitis B virus DNA nucleic acid amplification techniques. Vox Sang. 2001;80:63–71.

3. The Alcohol, Smoking and Substance Involvement Screening Test (ASSIST): manual for use in primary care. Geneva: World Health Organization.

4. Shimakawa Y, Yan HJ, Tsuchiya N, Bottomley C, Hall AJ. Association of early age at establishment of chronic hepatitis B infection with persistent viral replication, liver cirrhosis and hepatocellular carcinoma: a systematic review. PLoS One. 2013;8(7):e69430.

5. Tohme RA, Bulkow L, Homan CE, Negus S, McMahon BJ. Rates and risk factors for hepatitis B reactivation in a cohort of persons in the inactive phase of chronic hepatitis B - Alaska, 2001–2010. J Clin Virol. 2013;58(2):396–400.

6. Chen G, Lin W, Shen F, Iloeje UH, London WT, Evans AA. Chronic hepatitis B virus infection and mortality from non-liver causes: results from the Haimen City cohort study. Int J Epidemiol. 2005;34(1):132–7.

7. Oh JK, Shin HR, Lim MK, Cho H, Kim DI, Jee Y, et al. Multiplicative synergistic risk of hepatocellular carcinoma development among hepatitis B and C co-infected subjects in HBV endemic area: a community-based cohort study. BMC Cancer. 2012;12:452.

8. Chen CJ, Yang HI, Su J, Jen CL, You SL, Lu SN, et al. Risk of hepatocellular carcinoma across a biological gradient of serum hepatitis B virus DNA level. J Am Med Assoc. 2006;295(1):65–73.

9. Chen JD, Yang HI, Iloeje UH, You SL, Lu SN, Wang LY, et al. Carriers of inactive hepatitis B virus are still at risk for hepatocellular carcinoma and liver-related death. Gastroenterology. 2010;138(5):1747–54.

10. Loomba R, Liu J, Yang HI, Lee MH, Lu SN, Wang LY, et al. Synergistic effects of family history of hepatocellular carcinoma and hepatitis B virus infection on risk for incident hepatocellular carcinoma. Clin Gastroenterol Hepatol. 2013;11(12):1636–45.

11. Chen CF, Lee WC, Yang HI, Chang HC, Jen CL, Iloeje UH, et al. Changes in serum levels of HBV DNA and alanine aminotransferase determine risk for hepatocellular carcinoma. Gastroenterology. 2011;141(4):1240–8, 8.

12. Iloeje UH, Yang HI, Su J, Jen CL, You SL, Chen CJ. Predicting cirrhosis risk based on the level of circulating hepatitis B viral load. Gastroenterology. 2006;130(3):678–86.

13. Liu J, Yang HI, Lee MH, Lu SN, Jen CL, Wang LY, et al. Incidence and determinants of spontaneous hepatitis B surface antigen seroclearance: a community-based follow-up study. Gastroenterology. 2010;139(2):474–82.

14. McMahon BJ, Bulkow L, Simons B, Zhang Y, Negus S, Homan C, et al. Relationship between level of hepatitis B virus DNA and liver disease: a population-based study of hepatitis B e antigen-negative persons with hepatitis B. Clin Gastroenterol Hepatol. 2014;12(4):701–6.

15. Chen CJ, Yang HI. Natural history of chronic hepatitis B REVEALed. J Gastroenterol Hepatol. 2011;26(4):628–38.

16. Yuen MF, Yuan HJ, Wong DK, Yuen JC, Wong WM, Chan AO, et al. Prognostic determinants for chronic hepatitis B in Asians: therapeutic implications. Gut. 2005;54(11):1610–14.

17. Chu CM, Liaw YF. Predictive factors for reactivation of hepatitis B following hepatitis B e antigen seroconversion in chronic hepatitis B. Gastroenterology. 2007;133(5):1458–65.

18. Chu CM, Chen YC, Tai DI, Liaw YF. Level of hepatitis B virus DNA in inactive carriers with persistently normal levels of alanine aminotransferase. Clin Gastroenterol Hepatol. 2010;8(6):535–40.

19. Kim JH, Lee JH, Park SJ, Bae MH, Kim JH, Kim dY, et al. Factors associated with natural seroclearance of hepatitis B surface antigen and prognosis after seroclearance: a prospective follow-up study. Hepatogastroenterology. 2008;55(82-83):578–81.

20. Lin CL, Liao LY, Liu CJ, Yu MW, Chen PJ, Lai MY, et al. Hepatitis B viral factors in HBeAg-negative carriers with persistently normal serum alanine aminotransferase levels. Hepatology. 2007;45(5):1193–8.

21. Montazeri G, Rahban M, Mohamadnejad M, Zamani F, Hooshyar A, Fazlolahi A, et al. Liver histology and HBV DNA levels in chronically HBV infected patients with persistently normal alanine aminotransferase. Arch Iranian Med. 2010;13(3):193–202.

22. Nakazawa T, Shibuya A, Takeuchi A, Shibata Y, Hidaka H, Okuwaki Y, et al. Viral level is an indicator of long-term outcome of hepatitis B virus e antigen-negative carriers with persistently normal serum alanine aminotransferase levels. J Viral Hepat. 2011;18(7):e191–e9.

23. Papatheodoridis GV, Chrysanthos N, Hadziyannis E, Cholongitas E, Manesis EK. Longitudinal changes in serum HBV DNA levels and predictors of progression during the natural course of HBeAg-negative chronic hepatitis B virus infection. J Viral Hepat. 2008;15(6):434–41.

24. Tai DI, Lin SM, Sheen IS, Chu CM, Lin DY, Liaw YF. Long-term outcome of hepatitis B e antigen-negative hepatitis B surface antigen carriers in relation to changes of alanine aminotransferase levels over time. Hepatology. 2009;49(6):1859–67.

25. Wong GL, Wong VW. Risk prediction of hepatitis B virus-related hepatocellular carcinoma in the era of antiviral therapy. World J Gastroenterol. 2013;19(39):6515–22.

26. Ganne-Carrie N, Williams V, Kaddouri H, Trinchet JC, Dziri-Mendil S, Alloui C, et al. Significance of hepatitis B virus genotypes A to E in a cohort of patients with chronic hepatitis B in the Seine Saint Denis District of Paris (France). J Med Virol. 2006;78(3):335–40.

27. Hann HW, Fu X, Myers RE, Hann RS, Wan S, Kim SH, et al. Predictive value of alpha-fetoprotein in the long-term risk of developing hepatocellular carcinoma in patients with hepatitis B virus infection--results from a clinic-based longitudinal cohort. Eur J Cancer. 2012;48(15):2319–27.

28. Krarup H, Andersen S, Madsen PH, Christensen PB, Laursen AL, Bentzen-Petersen A, et al. HBeAg and not genotypes predicts viral load in patients with hepatitis B in Denmark: a nationwide cohort study. Scand J Gastroenterol. 2011;46(12):1484–91.

29. Ribes J, Cleries R, Rubio A, Hernandez JM, Mazzara R, Madoz P, et al. Cofactors associated with liver disease mortality in an HBsAg-positive Mediterranean cohort: 20 years of follow-up. Int J Cancer. 2006;119(3):687–94.

30. Seo SI, Choi HS, Choi BY, Kim HS, Kim HY, Jang MK. Coexistence of hepatitis B surface antigen and antibody to hepatitis B surface may increase the risk of hepatocellular carcinoma in chronic hepatitis B virus infection: a retrospective cohort study. J Med Virol. 2014;86(1):124–30.

31. Tseng TC, Liu CJ, Yang WT, Chen CL, Yang HC, Su TH, et al. Hepatitis B surface antigen level complements viral load in predicting viral reactivation in spontaneous HBeAg seroconverters. J Gastroenterol Hepatol. 2014;29(6):1242–9.

32. Yang HI, Yuen MF, Chan HL, Han KH, Chen PJ, Kim DY, et al. Risk estimation for hepatocellular carcinoma in chronic hepatitis B (REACH-B): development and validation of a predictive score. Lancet Oncol. 2011;12(6):568–74.

33. Chen YC, Chu CM, Liaw YF. Age-specific prognosis following spontaneous hepatitis B e antigen seroconversion in chronic hepatitis B. Hepatology. 2010;51(2):435–44.

34. Lin SM, Yu ML, Lee CM, Chien RN, Sheen IS, Chu CM, et al. Interferon therapy in HBeAg positive chronic hepatitis reduces progression to cirrhosis and hepatocellular carcinoma. J Hepatol. 2007;46(1):45–52.

35. Seo Y, Yoon S, Truong BX, Kato H, Hamano K, Kato M, et al. Serum hepatitis B virus DNA levels differentiating inactive carriers from patients with chronic hepatitis B. Eur J Gastroenterol Hepatol. 2005;17(7):753–7.

36. Tseng KC, Cheng PN, Wu IC, Chang CK, Chou AL, Liu WC, et al. HBV DNA level as an important determinant of e antigen seroconversion of chronic hepatitis B during adefovir dipivoxil therapy. Hepatogastroenterology. 2009;56(91-92):813–18.

37. Chen CJ, Iloeje UH, Yang HI. Long-term outcomes in hepatitis B: the REVEAL-HBV study. Clin Liver Dis. 2007;11(4):797–816, viii.

38. Manolakopoulos S, Bethanis S, Koutsounas S, Goulis J, Vlachogiannakos J, Christias E, et al. Long-term therapy with adefovir dipivoxil in hepatitis B e antigen-negative patients developing resistance to lamivudine. Aliment Pharmacol Ther. 2008;27(3):266–73.

39. Park H, Lee JM, Seo JH, Kim HS, Ahn SH, Kim DY, et al. Predictive value of HBsAg quantification for determining the clinical course of genotype C HBeAg-negative carriers. Liver Int. 2012;32(5):796–802.

40. Kumar M, Sarin SK, Hissar S, Pande C, Sakhuja P, Sharma BC, et al. Virologic and histologic features of chronic hepatitis B virus-infected asymptomatic patients with persistently normal ALT. Gastroenterology. 2008;134(5):1376–84.

41. Lee IC, Huang YH, Chan CC, Huo TI, Chu CJ, Lai CR, et al. Impact of body mass index and viral load on liver histology in hepatitis B e antigen-negative chronic hepatitis B. Clin Nutr. 2011;30(5):647–52.

42. Gobel T, Erhardt A, Herwig M, Poremba C, Baldus SE, Sagir A, et al. High prevalence of significant liver fibrosis and cirrhosis in chronic hepatitis B patients with normal ALT in central Europe. J Med Virol. 2011;83(6):968–73.

43. Zheng MH, Shi KQ, Fan YC, Liu WY, Lin XF, Li LF, et al. Upper limits of normal for serum alanine aminotransferase levels in Chinese Han population. PLoS One. 2012;7(9).

44. Papatheodoridis GV, Manolakopoulos S, Liaw YF, Lok A. Follow-up and indications for liver biopsy in HBeAg-negative chronic hepatitis B virus infection with persistently normal ALT: a systematic review. J Hepatol. 2012;57(1):196–202.

45. Yang R, Gui X, Xiong Y, Gao S, Zhang Y, Deng L, et al. Risk of liver-associated morbidity and mortality in a cohort of HIV and HBV coinfected Han Chinese. Infection. 2011;39(5):427–31.

46. Liaw YF, Sung JJ, Chow WC, Farrell G, Lee CZ, Yuen H, et al. Lamivudine for patients with chronic hepatitis B and advanced liver disease. N Engl J Med. 2004;351(15):1521–31.

47. Marcellin P, Gane E, Buti M, Afdhal N, Sievert W, Jacobson IM, et al. Regression of cirrhosis during treatment with tenofovir disoproxil fumarate for chronic hepatitis B: a 5-year open-label follow-up study. Lancet. 2013;381(9865):468–75.

48. Wong GL, Chan HL, Mak CW, Lee SK, Ip ZM, Lam AT, et al. Entecavir treatment reduces hepatic events and deaths in chronic hepatitis B patients with liver cirrhosis. Hepatology. 2013;58(5):1537–47.

49. Hosaka T, Suzuki F, Kobayashi M, Seko Y, Kawamura Y, Sezaki H, et al. Long-term entecavir treatment reduces hepatocellular carcinoma incidence in patients with hepatitis B virus infection. Hepatology. 2013;58(1):98–107.

50. Consolidated guidelines on the use of antiretroviral drugs for treating and preventing HIV infection: recommendations for a public health approach. Geneva: World Health Organization; 2013.

CHAPTER 6

1. Rule AD. Understanding estimated glomerular filtration rate: implications for identifying chronic kidney disease. Curr Opin Nephrol Hypertens. 2007;16(3):242–9.

2. Dusheiko G. Treatment of HBeAg positive chronic hepatitis B: interferon or nucleoside analogues. Liver Int. 2013;33 (Suppl 1):137–50.

3. Zhao P, Liu W, Zhao J, Guan Q. Comparison of the 48-week efficacy between entecavir and adefovir in HBeAg-positive nucleos(t)ide-naive Asian patients with chronic hepatitis B: a meta-analysis. Virol J. 2011;8(1):75.

4. Liang J, Tang YF, Wu FS, Deng X. Entecavir versus lamivudine for the treatment of chronic hepatitis B: a systematic review. Pharmazie. 2012;67(11):883–90.

5. Zhang JC. [De novo combination therapy with lamivudine and adefovir dipivoxil versus entecavir monotherapy for naive chronic hepatitis B patients with high viral loads]. Zhong Hua Lin Chuang Gan Ran Bing Xue Za Zhi.142–4.

6. Marcellin P, Heathcote EJ, Buti M, Gane E, de Man RA, Krastev Z, et al. Tenofovir disoproxil fumarate versus adefovir dipivoxil for chronic hepatitis B. N Engl J Med. 2008;359(23):2442–55.

7. Ye XG, Su QM. Effects of entecavir and lamivudine for hepatitis B decompensated cirrhosis: meta-analysis. World J Gastroenterol. 2013;19(39):6665–78.

8. Peng H, Liu J, Yang M, Tong S, Yin W, Tang H, et al. Efficacy of lamivudine combined with adefovir dipivoxil versus entecavir monotherapy in patients with hepatitis B-associated decompensated cirrhosis: a meta-analysis. J Clin Pharmacol. 2014:52(2):189–200.

9. Snow-Lampart A, Chappell B, Curtis M, Zhu Y, Myrick F, Schawalder J, et al. No resistance to tenofovir disoproxil fumarate detected after up to 144 weeks of therapy in patients monoinfected with chronic hepatitis B virus. Hepatology. 2011;53(3):763–73.

10. Tenney DJ, Rose RE, Baldick CJ, Pokornowski KA, Eggers BJ, Fang J, et al. Long-term monitoring shows hepatitis B virus resistance to entecavir in nucleoside-naive patients is rare through 5 years of therapy. Hepatology. 2009;49(5):1503–14.

11. Chang TT, Lai CL, Kew YS, Lee SS, Coelho HS, Carrilho FJ, et al. Entecavir treatment for up to 5 years in patients with hepatitis B e antigen-positive chronic hepatitis B. Hepatology. 2010;51(2):422–30.

12. Yokosuka O, Takaguchi K, Fujioka S, Shindo M, Chayama K, Kobashi H, et al. Long-term use of entecavir in nucleoside-naive Japanese patients with chronic hepatitis B infection. J Hepatol. 2010;52(6):791–9.

13. Yuen MF, Seto WK, Fung J, Wong DK, Yuen JC, Lai CL. Three years of continuous entecavir therapy in treatment-naive chronic hepatitis B patients: Viral suppression, viral resistance, and clinical safety. Am J Gastroenterol. 2011;106(7):1264–71.

14. Hosaka T, Suzuki F, Kobayashi M, Seko Y, Kawamura Y, Sezaki H, et al. Long-term entecavir treatment reduces hepatocellular carcinoma incidence in patients with hepatitis B virus infection. Hepatology. 2013;58(1):98–107.

15. Seto WK, Lam YF, Fung J, Wong DK, Huang FY, Hung IF, et al. Changes of HBsAg and HBV DNA levels in Chinese chronic hepatitis B patients after 5 years of entecavir treatment. J Gastroenterol Hepatol. 2014;29(5):1028–34.

16. Heathcote EJ, Marcellin P, Buti M, Gane E, de Man RA, Krastev Z, et al. Three-year efficacy and safety of tenofovir disoproxil fumarate treatment for chronic hepatitis B. Gastroenterology. 2011;140(1):132–43.

17. Marcellin P, Gane E, Buti M, Afdhal N, Sievert W, Jacobson IM, et al. Regression of cirrhosis during treatment with tenofovir disoproxil fumarate for chronic hepatitis B: a 5-year open-label follow-up study. Lancet. 2013;381(9865):468–75.

18. Kitrinos KM, Corsa A, Liu Y, Flaherty J, Snow-Lampart A, Marcellin P, et al. No detectable resistance to tenofovir disoproxil fumarate after 6 years of therapy in patients with chronic hepatitis B. Hepatology. 2014;59(2):434–42.

19. de Vries-Sluijs TE, Reijnders JG, Hansen BE, Zaaijer HL, Prins JM, Pas SD, et al. Long-term therapy with tenofovir is effective for patients co-infected with human immunodeficiency virus and hepatitis B virus. Gastroenterology. 2010;139(6):1934–41.

20. Price H, Dunn D, Pillay D, Bani-Sadr F, de Vries-Sluijs T, Jain MK, et al. Suppression of HBV by tenofovir in HBV/HIV coinfected patients: a systematic review and meta-analysis. PLoS One. 2013;8(7):e68152.

21. Murray KF, Szenborn L, Wysocki J, Rossi S, Corsa AC, Dinh P, et al. Randomized, placebo-controlled trial of tenofovir disoproxil fumarate in adolescents with chronic hepatitis B. Hepatology. 2012;56(6):2018–26.

22. Yao G, Chen C, Lu W, Ren H, Tan D, Wang Y, et al. Efficacy and safety of entecavir compared to lamivudine in nucleoside-naive patients with chronic hepatitis B: a randomized double-blind trial in China. Hepatol Int. 2007;1(3):365–72.

23. Akarca US, Ersoz G, Gunsar F, Karasu Z, Saritas E, Yuce G, et al. Interferon-lamivudine combination is no better than lamivudine alone in anti-HBe-positive chronic hepatitis B. Antiviral Ther. 2004;9(3):325–34.

24. Barbaro G, Zechini F, Pellicelli AM, Francavilla R, Scotto G, Bacca D, et al. Long-term efficacy of interferon alpha-2b and lamivudine in combination compared to lamivudine monotherapy in patients with chronic hepatitis B. An Italian multicenter, randomized trial. J Hepatol. 2001;35(3):406–11.

25. Chan HL, Heathcote EJ, Marcellin P, Lai CL, Cho M, Moon YM, et al. Treatment of hepatitis B e antigen positive chronic hepatitis with telbivudine or adefovir: a randomized trial. Ann Intern Med. 2007;147(11):745–54.

26. Chang TT, Gish RG, de Man R, Gadano A, Sollano J, Chao YC, et al. A comparison of entecavir and lamivudine for HBeAg-positive chronic hepatitis B. N Engl J Med. 2006;354(10):1001–10.

27. Dienstag JL, Schiff ER, Wright TL, Perrillo RP, Hann HW, Goodman Z, et al. Lamivudine as initial treatment for chronic hepatitis B in the United States. N Engl J Med. 1999;341(17):1256–63.

28. Dikici B, Bosnak M, Kara IH, Dogru O, Dagli A, Gurkan F, et al. Lamivudine and interferon-alpha combination treatment of childhood patients with chronic hepatitis B infection. Pediatr Infect Dis J. 2001;20(10):988–92.

29. Dikici B, Bosnak M, Bosnak V, Dagli A, Ece A, Yagci RV, et al. Combination therapy for children with chronic hepatitis B virus infection. J Gastroenterol Hepatol. 2002;17(10):1087–91.

30. Dikici B, Ozgenc F, Kalayci AG, Targan S, Ozkan T, Selimoglu A, et al. Current therapeutic approaches in childhood chronic hepatitis B infection: a multicenter study. J Gastroenterol Hepatol. 2004;19(2):127–33.

31. Kansu A, Doganci T, Akman SA, Artan R, Kuyucu N, Kalayci AG, et al. Comparison of two different regimens of combined interferon-alpha2a and lamivudine therapy in children with chronic hepatitis B infection. Antiviral Ther. 2006;11(2):255–61.

32. Fung J, Lai CL, Yuen J, Cheng C, Wu R, Wong DK, et al. Randomized trial of lamivudine versus entecavir in entecavir-treated patients with undetectable hepatitis B virus DNA: outcome at 2 years. Hepatology. 2011;53(4):1148–53.

33. Janssen HL, van Zonneveld M, Senturk H, Zeuzem S, Akarca US, Cakaloglu Y, et al. Pegylated interferon alfa-2b alone or in combination with lamivudine for HBeAg-positive chronic hepatitis B: a randomised trial. Lancet. 2005;365(9454):123–9.

34. Jonas MM, Kelly DA, Mizerski J, Badia IBJ, Areias JA, Schwarz KB, et al. A double-blind placebo controlled study of lamivudine in children with chronic hepatitis B (CHB): overall efficacy and effect of YMDD variant. J Pediatr Gastroenterol Nutr. 2001;33(3):358–70.

35. Jonas MM, Kelley DA, Mizerski J, Badia IB, Areias JA, Schwarz KB, et al. Clinical trial of lamivudine in children with chronic hepatitis B. N Engl J Med. 2002;346(22):1706–13.

36. Jonas MM, Kelly D, Pollack H, Mizerski J, Sorbel J, Frederick D, et al. Safety, efficacy, and pharmacokinetics of adefovir dipivoxil in children and adolescents (age 2 to <18 years) with chronic hepatitis B. Hepatology. 2008;47(6):1863–71.

37. Jonas MM, Little NR, Gardner SD, Alonso EM, Alvarez F, Areias J, et al. Long-term lamivudine treatment of children with chronic hepatitis B: durability of therapeutic responses and safety. J Viral Hepat. 2008;15(1):20–7.

38. Jonas MM, Block JM, Haber BA, Karpen SJ, London WT, Murray KF, et al. Treatment of children with chronic hepatitis B virus infection in the United States: patient selection and therapeutic options. Hepatology. 2010;52(6):2192–205.

39. Jonas MM, Kelly DA, Pollack H, Mizerski J, Sorbel J, Mondou E, et al. Prolonged therapy with adefovir dipivoxil in children with chronic hepatitis B. Hepatology. 2011;54:703A.

40. Jonas MM, Kelly D, Pollack H, Mizerski J, Sorbel J, Frederick D, et al. Efficacy and safety of long-term adefovir dipivoxil therapy in children with chronic hepatitis B infection. Pediatr Infect Dis J. 2012;31(6):578–82.

41. Lai CL, Chien RN, Leung NW, Chang TT, Guan R, Tai DI, et al. A one-year trial of lamivudine for chronic hepatitis B. N Engl J Med. 1998;339(2):61–8.

42. Izzo F, Cremona E, Ruffolo F, Palaia R, Parisi V, Curley SA, et al. Outcome of 67 patients with hepatocellular cancer detected during screening of 1125 patients with chronic hepatitis B. Ann Surg. 1998;227(4):513–18.

43. Lok AS, Trinh HN, Carosi G, U.S. A, Gadano A, Habersetzer F, et al. Entecavir (ETV) monotherapy for 96 weeks is comparable to combination therapy with ETV plus tenofovir (TDF) in nucleos(t)ide-naive patients with chronic hepatitis B (CHB): the BELOW study. Hepatology. 2011;54:471A.

44. Liaw YF, Gane E, Leung N, Zeuzem S, Wang Y, Lai CL, et al. Two-year GLOBE trial results: telbivudine is superior to lamivudine in patients with chronic hepatitis B. Gastroenterology. 2009;136(2):486–95.

195

45. Marcellin P, Chang TT, Lim SG, Tong MJ, Sievert W, Shiffman ML, et al. Adefovir dipivoxil for the treatment of hepatitis B e antigen-positive chronic hepatitis B. N Engl J Med. 2003;348(9):808–16.

46. Marcellin P, Chang T, Lim S, Sievert W, Tong M, Arterburn S, et al. Increasing serologic, virologic and biochemical response over time to adefovir dipivoxil (ADV) 10 mg in HBeAg+ chronic hepatitis B (CHB) patients. J Hepatol. 2005;42 (Suppl 2):31–2.

47. Marcellin P, Lau GKK, Bonino F, Farci P, Hadziyannis S, Piratvisuth T, et al. Sustained response to peginterferon alfa-2a (40 KDA) (Pegasys) in HBbeAg-negative chronic hepatitis B. One-year follow-up data from a large, randomised multinational study. J Hepatol. 2005;42 (Suppl 2):185–6.

48. Marcellin P, Chang TT, Lim SG, Sievert W, Tong M, Arterburn S, et al. Long-term efficacy and safety of adefovir dipivoxil for the treatment of hepatitis B e antigen-positive chronic hepatitis B. Hepatology. 2008;48(3):750–8.

49. Marcellin P, Heathcote EJ, Buti M, Gane EJ, Krastev Z, de Man RA, et al. Four-year efficacy and safety of tenofovir df treatment in HBeAg-negative and HBeAg-positive patients with chronic hepatitis B (CHB). Hepatol Int. 2011;5(1):128.

50. Marcellin P, Gane E, Buti M, Afdhal N, Sievert W, Jacobson IM, et al. Regression of cirrhosis during treatment with tenofovir disoproxil fumarate for chronic hepatitis B: a 5-year open-label follow-up study. Lancet. 2013;381(9865):468–75.

51. Peters MG, Andersen J, Lynch P, Liu T, Alston-Smith B, Brosgart CL, et al. Randomized controlled study of tenofovir and adefovir in chronic hepatitis B virus and HIV infection: ACTG A5127. Hepatology. 2006;44(5):1110–16.

52. Rapti I, Dimou E, Mitsoula P, Hadziyannis SJ. Adding-on versus switching-to adefovir therapy in lamivudine-resistant HBeAg-negative chronic hepatitis B. Hepatology. 2007;45(2):307–13.

53. Suh DJ, Um SH, Herrmann E, Kim JH, Lee YS, Lee HJ, et al. Early viral kinetics of telbivudine and entecavir: results of a 12-week randomized exploratory study with patients with HBeAg-positive chronic hepatitis B. Antimicrob Agents Chemother. 2010;54(3):1242–7.

54. Zheng MH, Shi KQ, Dai ZJ, Ye C, Chen YP. A 24-week, parallel-group, open-label, randomized clinical trial comparing the early antiviral efficacy of telbivudine and entecavir in the treatment of hepatitis B e antigen-positive chronic hepatitis B virus infection in adult Chinese patients. Clin Ther. 2010;32(4):649–58.

55. Hepatitis B (chronic): diagnosis and management of chronic hepatitis B in children, young people and adults [CG165]. London: National Institute for Health and Care Excellence; 2013.

56. Chang TT, Liaw YF, Wu SS, Schiff E, Han K, Lai CL, et al. Long-term entecavir therapy results in the reversal of fibrosis/ cirrhosis and continued histological improvement in patients with chronic hepatitis B. Hepatology. 2010;52(3):886–93.

57. Wong GL, Chan HL, Mak CH, Lee SK, Ip ZM, Lam AT, et al. Entecavir treatment reduces hepatic events and deaths in chronic hepatitis B patients with liver cirrhosis. Hepatology. 2013;58(5):1537–47.

58. Hosaka T, Suzuki F, Seko Y, Kawamura Y, Sezaki H, Akuta N, et al. Long-term entecavir treatment reduces hepatocellular carcinoma incidence in patients with chronic hepatitis B. Hepatology. 2013;58:98–107.

59. Consolidated guidelines on the use of antiretroviral drugs for treating and preventing HIV infection: recommendations for a public health approach. Geneva: WHO; 2013.

60. Benhamou Y, Bochet M, Thibault V, Di Martino V, Caumes E, Bricaire F, et al. Long-term incidence of hepatitis B virus resistance to lamivudine in human immunodeficiency virus-infected patients. Hepatology. 1999;30(5):1302–6.

61. Honkoop P, Niesters HG, de Man RA, Osterhaus AD, Schalm SW. Lamivudine resistance in immunocompetent chronic hepatitis B. Incidence and patterns. J Hepatol. 1997;26(6):139–5.

CHAPTER 7

1. Lok AS, Zoulim F, Locarnini S, Bartholomeusz A, Ghany MG, Pawlotsky JM, et al. Antiviral drug-resistant HBV: standardization of nomenclature and assays and recommendations for management. Hepatology. 2007;46(1):254–65.

2. Locarnini S. Primary resistance, multidrug resistance, and cross-resistance pathways in HBV as a consequence of treatment failure. Hepatol Int. 2008;2:147–51.

3. Fung SK, Chae HB, Fontana RJ, Conjeevaram H, Marrero J, Oberhelman K, et al. Virologic response and resistance to adefovir in patients with chronic hepatitis B. J Hepatol. 2006;44(2):283–90.

4. Yim HJ, Hussain M, Liu Y, Wong SN, Fung SK, Lok AS. Evolution of multi-drug resistant hepatitis B virus during sequential therapy. Hepatology. 2006;44(3):703–12.

5. Lee JM, Park JY, Kim do Y, Nguyen T, Hong SP, Kim SO, et al. Long-term adefovir dipivoxil monotherapy for up to 5 years in lamivudine-resistant chronic hepatitis B. Antivir Ther. 2010;15(2):235–41.

6. Lok AS, Lai CL, Leung N, Yao GB, Cui ZY, Schiff ER, et al. Long-term safety of lamivudine treatment in patients with chronic hepatitis B. Gastroenterology. 2003;125(6):1714–22.

7. Allen MI, Deslauriers M, Andrews CW, Tipples GA, Walters KA, Tyrrell DL, et al. Identification and characterization of mutations in hepatitis B virus resistant to lamivudine. Lamivudine Clinical Investigation Group. Hepatology. 1998;27(6):1670–7.

8. Pallier C, Castera L, Soulier A, Hezode C, Nordmann P, Dhumeaux D, et al. Dynamics of hepatitis B virus resistance to lamivudine. J Virol. 2006;80(2):643–53.

9. Liaw YF, Leung N, Kao JH, Piratvisuth T, Gane E, Han KH, et al. Asian-Pacific consensus statement on the management of chronic hepatitis B: a 2008 update. Hepatol Int. 2008;2(3):263–83.

10. Leung N. Recent data on treatment of chronic hepatitis B with nucleos(t)ide analogues. Hepatol Int. 2008;2(2):163–78.

11. Chan HL, Wang H, Niu J, Chim AM, Sung JJ. Two-year lamivudine treatment for hepatitis B e antigen-negative chronic hepatitis B: a double-blind, placebo-controlled trial. Antivir Ther. 2007;12(3):345–53.

参 考 文 献

12. Liaw YF, Sung JJ, Chow WC, Farrell G, Lee CZ, Yuen H, et al. Lamivudine for patients with chronic hepatitis B and advanced liver disease. N Engl J Med. 2004;351(15):1521–31.

13. Leung NW, Lai CL, Chang TT, Guan R, Lee CM, Ng KY, et al. Extended lamivudine treatment in patients with chronic hepatitis B enhances hepatitis B e antigen seroconversion rates: results after 3 years of therapy. Hepatology. 2001;33(6):1527–32.

14. Liaw YF, Chien RN, Yeh CT, Tsai SL, Chu CM. Acute exacerbation and hepatitis B virus clearance after emergence of YMDD motif mutation during lamivudine therapy. Hepatology. 1999;30(2):567–72.

15. Yeh CT, Chien RN, Chu CM, Liaw YF. Clearance of the original hepatitis B virus YMDD-motif mutants with emergence of distinct lamivudine-resistant mutants during prolonged lamivudine therapy. Hepatology. 2000;31(6):1318–26.

16. Huang ZB, Zhao SS, Huang Y, Dai XH, Zhou RR, Yi PP, et al. Comparison of the efficacy of lamivudine plus adefovir versus entecavir in the treatment of lamivudine-resistant chronic hepatitis B: a systematic review and meta-analysis. Clin Ther. 2013;35(12):1997–2006.

17. Lim Y-S, Lee J-Y, Lee D, Shim JH, Lee HC, Lee YS, et al. Entecavir plus adefovir in lamivudine-resistant chronic hepatitis B patients who fail lamivudine plus adefovir. Hepatol Int. 2012;6(1):134.

18. Sherman M, Yurdaydin C, Sollano J, Silva M, Liaw YF, Cianciara J, et al. Entecavir for treatment of lamivudine-refractory, HBeAg-positive chronic hepatitis B. Gastroenterology. 2006;130(7):2039–49.

19. Heo J, Park JY, Lee HJ, Tak WY, Um SH, Kim do Y, et al. A 96-week randomized trial of switching to entecavir in chronic hepatitis B patients with a partial virological response to lamivudine. Antiviral Ther. 2012;17:1563–70.

20. Sherman M, Yurdaydin C, Simsek H, Silva M, Liaw YF, Rustgi VK, et al. Entecavir therapy for lamivudine-refractory chronic hepatitis B: improved virologic, biochemical, and serology outcomes through 96 weeks. Hepatology. 2008;48(1):99–108.

21. Lim Y-S, Lee J-Y, Lee D, Shim JH, Lee HC, Lee YS, et al. Randomized trial of entecavir plus adefovir in patients with lamivudine-resistant chronic hepatitis B who show suboptimal response to lamivudine plus adefovir. Antimicrob Agents Chemother. 2012;56(6):2941–7.

22. Huang ZB, Zhao SS, Huang Y, Dai XH, Zhou RR, Yi PP, et al. Comparison of the efficacy of lamivudine plus adefovir versus entecavir in the treatment of lamivudine-resistant chronic hepatitis B: a systematic review and meta-analysis. Clin Ther. 2013;35(12):1997–2006.

23. Yim HJ, Seo YS, Yoon EL, Kim CW, Lee CD, Park SH, et al. Adding adefovir vs. switching to entecavir for lamivudine-resistant chronic hepatitis B (ACE study): a 2-year follow-up randomized controlled trial. Liver Int. 2013;33(2):244–54.

24. Aizawa M, Tsubota A, Fujise K, Sato K, Baba M, Takamatsu M, et al. Overlap/switch to adefovir monotherapy for lamivudine-resistant patients who responded to combination therapy: a pilot controlled study. Intern Med. 2010; 49(12):1067–72.

25. Akyildiz M, Gunsar F, Ersoz G, Karasu Z, Ilter T, Batur Y, et al. Adefovir dipivoxil alone or in combination with lamivudine for three months in patients with lamivudine resistant compensated chronic hepatitis B. Dig Dis Sci. 2007; 52(12):3444–7.

26. Chang TT, Gish RG, Hadziyannis SJ, Cianciara J, Rizzetto M, Schiff ER, et al. A dose-ranging study of the efficacy and tolerability of entecavir in lamivudine-refractory chronic hepatitis B patients. Gastroenterology. 2005;129(4):1198–209.

27. Hann HW, Dunn SR, Ahn M, Park SY. Question of ALT flare during switch to adefovir from lamivudine: a single center open-label, randomized, safety study. J Med Virol. 2010; 82(9):1489–93.

28. Lim Y-S, Lee J-Y, Lee D, Shim JH, Lee HC, Lee YS, et al. Randomized trial of entecavir plus adefovir in patients with lamivudine-resistant chronic hepatitis B who show suboptimal response to lamivudine plus adefovir. Antimicrob Agents Chemother. 2012; 56(6):2941–7.

29. Perrillo R, Hann HW, Mutimer D, Willems B, Leung N, Lee WM, et al. Adefovir dipivoxil added to ongoing lamivudine in chronic hepatitis B with YMDD mutant hepatitis B virus. Gastroenterology. 2004;126(1):81–90.

30. Peters MG, Hann HH, Martin P, Heathcote EJ, Buggisch P, Rubin R, et al. Adefovir dipivoxil alone or in combination with lamivudine in patients with lamivudine-resistant chronic hepatitis B. Gastroenterology. 2004; 26(1):91–101.

31. Rapti I, Dimou E, Mitsoula P, Hadziyannis SJ. Adding-on versus switching-to adefovir therapy in lamivudine-resistant HBeAg-negative chronic hepatitis B. Hepatology. 2007;45(2):307–13.

32. Vassiliadis TG, Giouleme O, Koumerkeridis G, Koumaras H, Tziomalos K, Patsiaoura K, et al. Adefovir plus lamivudine are more effective than adefovir alone in lamivudine-resistant HBeAg- chronic hepatitis B patients: a 4-year study. J Gastroenterol Hepatol. 2010; 25(1):54–60.

33. Hepatitis B (chronic): diagnosis and management of chronic hepatitis B in children, young people and adults [CG165]. London: National Institute for Health and Care Excellence; 2013.

34. Thibault V, Aubron-Olivier C, Agut H, Katlama C. Primary infection with a lamivudine-resistant hepatitis B virus. AIDS. 2002;16(1):131–3.

35. Lim LG, Aung MO, Seet BL, Tan C, Dan YY, Lee YM, et al. Alanine aminotransferase is an inadequate surrogate marker for detecting lamivudine resistance. World J Gastroenterol. 2010;16(37):4691–6.

CHAPTER 8

1. Prati D, Taioli E, Zanella A, Della Torre E, Butelli S, Del Vecchio E, et al. Updated definitions of healthy ranges for serum alanine aminotransferase levels. Ann Intern Med. 2002;137(1):1–10.

2. Byun KS, Kwon OS, Kim JH, Yim HJ, Chang YJ, Kim JY, et al. Factors related to post-treatment relapse in chronic hepatitis B patients who lost HBeAg after lamivudine therapy. J Gastroenterol Hepatol. 2005;20(12):1838–42.

3. Chien RN, Yeh CT, Tsai SL, Chu CM, Liaw YF. Determinants for sustained HBeAg response to lamivudine therapy. Hepatology. 2003;38(5):1267–73.

4. Dienstag JL, Cianciara J, Karayalcin S, Kowdley KV, Willems B, Plisek S, et al. Durability of serologic response after lamivudine treatment of chronic hepatitis B. Hepatology. 2003;37(4):748–55.

5. Fung J, Lai CL, Tanaka Y, Mizokami M, Yuen J, Wong DK, et al. The duration of lamivudine therapy for chronic hepatitis B: cessation vs. continuation of treatment after HBeAg seroconversion. Am J Gastroenterol. 2009;104(8):1940–6.

6. Fung SK, Wong F, Hussain M, Lok AS. Sustained response after a 2-year course of lamivudine treatment of hepatitis B e antigen-negative chronic hepatitis B. J Viral Hepat. 2004;11(5):432–8.

7. Jin YJ, Kim KM, Yoo DJ, Shim JH, Lee HC, Chung YH, et al. Clinical course of chronic hepatitis B patients who were off-treated after lamivudine treatment: analysis of 138 consecutive patients. Virol J. 2012;9:239.

8. Kim JH, Lee SJ, Joo MK, Kim CH, Choi JH, Jung YK, et al. Durability of antiviral response in HBeAg-positive chronic hepatitis B patients who maintained virologic response for one year after lamivudine discontinuation. Dig Dis Sci. 2009;54(7):1572–7.

9. Kwon JH, Jang JW, Choi JY, Park CH, Yoo SH, Bae SH, et al. Should lamivudine monotherapy be stopped or continued in patients infected with hepatitis B with favorable responses after more than 5 years of treatment? J Med Virol. 2013;85(1):34–42.

10. Lee CM, Ong GY, Lu SN, Wang JH, Liao CA, Tung HD, et al. Durability of lamivudine-induced HBeAg seroconversion for chronic hepatitis B patients with acute exacerbation. J Hepatol. 2002;37(5):669–74.

11. Lee HW, Lee HJ, Hwang JS, Sohn JH, Jang JY, Han KJ, et al. Lamivudine maintenance beyond one year after HBeAg seroconversion is a major factor for sustained virologic response in HBeAg-positive chronic hepatitis B. Hepatology. 2010;51(2):415–21.

12. Liang Y, Jiang J, Su M, Liu Z, Guo W, Huang X, et al. Predictors of relapse in chronic hepatitis B after discontinuation of anti-viral therapy. Aliment Pharmacol Ther. 2011;34(3):344–52.

13. Paik YH, Kim JK, Kim dY, Park JY, Ahn SH, Han KH, et al. Clinical efficacy of a 24-months course of lamivudine therapy in patients with HBeAg negative chronic hepatitis B: a long-term prospective study. J Korean Med Sci. 2010;25(6):882–7.

14. Ryu SH, Chung YH, Choi MH, Kim JA, Shin JW, Jang MK, et al. Long-term additional lamivudine therapy enhances durability of lamivudine-induced HBeAg loss: a prospective study. J Hepatol. 2003;39(4):614–19.

15. Santantonio T, Mazzola M, Iacovazzi T, Miglietta A, Guastadisegni A, Pastore G. Long-term follow-up of patients with anti-HBe/HBV DNA-positive chronic hepatitis B treated for 12 months with lamivudine. J Hepatol. 2000;32(2):300–6.

16. Song BC, Suh DJ, Lee HC, Chung YH, Lee YS. Hepatitis B e antigen seroconversion after lamivudine therapy is not durable in patients with chronic hepatitis B in Korea. Hepatology. 2000;32(4 Pt 1):803–6.

17. Wang L, Liu F, Liu YD, Li XY, Wang JB, Zhang ZH, et al. Stringent cessation criterion results in better durability of lamivudine treatment: a prospective clinical study in hepatitis B e antigen-positive chronic hepatitis B patients. J Viral Hepat. 2010;17(4):298–304.

18. Yoon SK, Jang JW, Kim CW, Bae SH, Choi JY, Choi SW, et al. Long-term results of lamivudine monotherapy in Korean patients with HBeAg-positive chronic hepatitis B: response and relapse rates, and factors related to durability of HBeAg seroconversion. Intervirology. 2005;48(6):341–9.

19. Liu F, Wang L, Li XY, Liu YD, Wang JB, Zhang ZH, et al. Poor durability of lamivudine effectiveness despite stringent cessation criteria: a prospective clinical study in hepatitis B e antigen-negative chronic hepatitis B patients. J Gastroenterol Hepatol. 2011;26(3):456–60.

20. Jung HW, Choi MS, Kim KH, Park SH, Yeon KK, Lee JH, et al. Virologic response to adefovir dipivoxil monotherapy is not durable in HBeAg-positive, lamivudine-resistant chronic hepatitis B patients. Korean J Hepatol. 2009;15(1):52–8.

21. Jung YK, Yeon JE, Lee KG, Jung ES, Kim JH, Kim JH, et al. Virologic response is not durable after adefovir discontinuation in lamivudine-resistant chronic hepatitis B patients. Korean J Hepatol. 2011;17(4):261–7.

22. Hadziyannis SJ, Sevastianos V, Rapti I, Vassilopoulos D, Hadziyannis E. Sustained responses and loss of HBsAg in HBeAg-negative patients with chronic hepatitis B who stop long-term treatment with adefovir. Gastroenterology. 2012;143(3):629–36.

23. Jeng WJ, Sheen IS, Chen YC, Hsu CW, Chien RN, Chu CM, et al. Off-therapy durability of response to entecavir therapy in hepatitis B e antigen-negative chronic hepatitis B patients. Hepatology. 2013;58(6):1888–96.

24. Shouval D, Lai CL, Chang TT, Cheinquer H, Martin P, Carosi G, et al. Relapse of hepatitis B in HBeAg-negative chronic hepatitis B patients who discontinued successful entecavir treatment: the case for continuous antiviral therapy. J Hepatol. 2009;50(2):289–95.

25. Kim YJ, Kim K, Hwang SH, Kim SS, Lee D, Cheong JY, et al. Durability after discontinuation of nucleos(t)ide therapy in chronic HBeAg negative hepatitis patients. Clin Mol Hepatol. 2013;19(3):300–4.

26. Reijnders JG, Perquin MJ, Zhang N, Hansen BE, Janssen HL. Nucleos(t)ide analogues only induce temporary hepatitis B e antigen seroconversion in most patients with chronic hepatitis B. Gastroenterology. 2010;139(2):491–8.

27. Song MJ, Song DS, Kim HY, Yoo SH, Bae SH, Choi JY, et al. Durability of viral response after off-treatment in HBeAg positive chronic hepatitis B. World J Gastroenterol. 2012;18(43):6277–83.

28. Chaung KT, Ha NB, Trinh HN, Garcia RT, Nguyen HA, Nguyen KK, et al. High frequency of recurrent viremia after hepatitis B e antigen seroconversion and consolidation therapy. J Clin Gastroenterol. 2012;46(10):865–70.

29. Fung SK, Andreone P, Han SH, Rajender Reddy K, Regev A, Keeffe EB, et al. Adefovir-resistant hepatitis B can be associated with viral rebound and hepatic decompensation. J Hepatol. 2005;43(6):937–43.

30. Fontana RJ, Hann HW, Perrillo RP, Vierling JM, Wright T, Rakela J, et al. Determinants of early mortality in patients with decompensated chronic hepatitis B treated with antiviral therapy. Gastroenterology. 2002;123(3):719–27.

31. Chien RN, Lin CH, Liaw YF. The effect of lamivudine therapy in hepatic decompensation during acute exacerbation of chronic hepatitis B. J Hepatol. 2003;38(3):322–7.

32. Lim SG, Wai CT, Rajnakova A, Kajiji T, Guan R. Fatal hepatitis B reactivation following discontinuation of nucleoside analogues for chronic hepatitis B. Gut. 2002;51(4):597–9.

CHAPTER 9.1

1. Prati D, Taioli E, Zanella A, Della Torre E, Butelli S, Del Vecchio E, et al. Updated definitions of healthy ranges for serum alanine aminotransferase levels. Ann Intern Med. 2002;137(1):1–10.

2. Andersson KL, Chung RT. Monitoring during and after antiviral therapy for hepatitis B. Hepatology. 2009;49 (5 Suppl):S166–S173.

3. Chu CM, Liaw YF. Predictive factors for reactivation of hepatitis B following hepatitis B e antigen seroconversion in chronic hepatitis B. Gastroenterology. 2007;133(5):1458–65.

4. Brunetto MR, Oliveri F, Colombatto P, Moriconi F, Ciccorossi P, Coco B, et al. Hepatitis B surface antigen serum levels help to distinguish active from inactive hepatitis B virus genotype D carriers. Gastroenterology. 2010;139(2):483–90.

5. Liang J, Tang YF, Wu FS, Deng X. Entecavir versus lamivudine for the treatment of chronic hepatitis B: a systematic review. Pharmazie. 2012;67(11):883–90.

6. Liu H, Wang X, Wan G, Yang Z, Zeng H. Telbivudine versus entecavir for nucleos(t)ide-naive HBeAg-positive chronic hepatitis B: a meta-analysis. Am J Med Sci. 2014;347(2):131–8.

7. Su QM, Ye XG. Effects of telbivudine and entecavir for HBeAg-positive chronic hepatitis B: a meta-analysis. World J Gastroenterol. 2012;18(43):6290–301.

8. Ye XG, Su QM. Effects of entecavir and lamivudine for hepatitis B decompensated cirrhosis: meta-analysis. World J Gastroenterol. 2013;19(39):6665–78.

9. Heo J, Park JY, Lee HJ, Tak WY, Um SH, Kim DY, et al. A 96-week randomized trial of switching to entecavir in chronic hepatitis B patients with a partial virological response to lamivudine. Antivir Ther. 2012;17(8):1563–70.

10. Hyun JJ, Seo YS, Yoon E, Kim TH, Kim DJ, Kang HS, et al. Comparison of the efficacies of lamivudine versus entecavir in patients with hepatitis B virus-related decompensated cirrhosis. Liver Int. 2012;32(4):656–64.

11. Bang SJ, Kim BG, Shin JW, Ju HU, Park BR, Kim MH, et al. Clinical course of patients with insufficient viral suppression during entecavir therapy in genotype C chronic hepatitis B. Dig Liver Dis. 2013;45(7):600–5.

12. Hass HG, Bock T, Nehls O, Kaiser S. Rapid HBV DNA decrease (week 12) is an important prognostic factor for first-line treatment with adefovir dipivoxil for chronic hepatitis B. J Gastroenterol. 2009;44(8):871–7.

13. Reijnders JG, Leemans WF, Hansen BE, Pas SD, de Man RA, Schutten M, et al. On-treatment monitoring of adefovir therapy in chronic hepatitis B: virologic response can be assessed at 24 weeks. J Viral Hepat. 2009;16(2):113–20.

14. McMahon BJ, Bulkow L, Simons B, Zhang Y, Negus S, Homan C, et al. Relationship between level of hepatitis B virus DNA and liver disease: a population-based study of hepatitis B e antigen-negative persons with hepatitis B. Clin Gastroenterol Hepatol. 2014;12(4):701–6.

15. Tohme RA, Bulkow L, Homan CE, Negus S, McMahon BJ. Rates and risk factors for hepatitis B reactivation in a cohort of persons in the inactive phase of chronic hepatitis B - Alaska, 2001–2010. J Clin Virol. 2013;58(2):396–400.

16. Papatheodoridis GV, Manolakopoulos S, Liaw YF, Lok A. Follow-up and indications for liver biopsy in HBeAg-negative chronic hepatitis B virus infection with persistently normal ALT: a systematic review. J Hepatol. 2012;57(1):196–202.

17. Tai DI, Lin SM, Sheen IS, Chu CM, Lin DY, Liaw YF. Long-term outcome of hepatitis B e antigen-negative hepatitis B surface antigen carriers in relation to changes of alanine aminotransferase levels over time. Hepatology. 2009;49(6):1859–67.

18. Feld JJ, Ayers M, El-Ashry D, Mazzulli T, Tellier R, Heathcote EJ. Hepatitis B virus DNA prediction rules for hepatitis B e antigen-negative chronic hepatitis B. Hepatology. 2007;46(4):1057–70.

19. Monitoring response to ART and the diagnosis of treatment failure (Section 7.3). In: Consolidated guidelines on the use of antiretroviral drugs for treating and preventing HIV infection: recommendations for a public health approach. Geneva: World Health Organization; 2013.

CHAPTER 9.2

1. Fernandez-Fernandez B, Montoya-Ferrer A, Sanz AB, Snachez-Nino M, Izquierdo M, Poveda J, et al. Tenofovir nephrotoxicity: 2011 update. AIDS Res Treat. 2011; Article ID 354908:http://dx.doi.org/10.1155/2011/354908.

2. Rule AD. Understanding estimated glomerular filtration rate: implications for identifying chronic kidney disease. Curr Opin Nephrol Hypertens. 2007;16(3):242–9.

3. Rodriguez-Novoa S, Alvarez E, Labarga P, Soriano V. Renal toxicity associated with tenofovir use. Expert Opin Drug Saf. 2010;9(4):545–59.

4. Sax PE, Gallant JE, Klotman PE. Renal safety of tenofovir disoproxil fumarate. AIDS Read. 2007;17(2):90–2, 9–104, C3.

5. Mateo L, Holgado S, Marinoso ML, Perez-Andres R, Bonjoch A, Romeu J, et al. Hypophosphatemic osteomalacia induced by tenofovir in HIV-infected patients. Clin Rheumatol. 2014;May 3. [Epub ahead of print]

6. Bedimo R, Maalouf NM, Zhang S, Drechsler H, Tebas P. Osteoporotic fracture risk associated with cumulative exposure to tenofovir and other antiretroviral agents. AIDS. 2012;26(7):825–31.

199

7. Brown TT, McComsey GA, King MS, Qaqish RB, Bernstein BM, da Silva BA. Loss of bone mineral density after antiretroviral therapy initiation, independent of antiretroviral regimen. J Acquir Immune Defic Syndr. 2009;51(5):554–61.

8. Gallant JE, Staszewski S, Pozniak AL, DeJesus E, Suleiman JM, Miller MD, et al. Efficacy and safety of tenofovir DF vs stavudine in combination therapy in antiretroviral-naive patients: a 3-year randomized trial. J Am Med Assoc. 2004;292(2):191–201.

9. Pradat P, Le Pogam MA, Okon JB, Trolliet P, Miailhes P, Brochier C, et al. Evolution of glomerular filtration rate in HIV-infected, HIV-HBV-coinfected and HBV-infected patients receiving tenofovir disoproxil fumarate. J Viral Hepat. 2013;20(9):650–7.

10. Scherzer R, Estrella M, Li Y, Choi AI, Deeks SG, Grunfeld C, et al. Association of tenofovir exposure with kidney disease risk in HIV infection. AIDS. 2012;26(7):867–75.

11. Tourret J, Deray G, Isnard-Bagnis C. Tenofovir effect on the kidneys of HIV-infected patients: a double-edged sword? J Am Soc Nephrol. 2013;24(10):1519–27.

12. Pushpakom SP, Liptrott NJ, Rodriguez-Novoa S, Labarga P, Soriano V, Albalater M, et al. Genetic variants of ABCC10, a novel tenofovir transporter, are associated with kidney tubular dysfunction. J Infect Dis. 2011;204(1):145–53.

13. Yoshino M, Yagura H, Kushida H, Yonemoto H, Bando H, Ogawa Y, et al. Assessing recovery of renal function after tenofovir disoproxil fumarate discontinuation. J Infect Chemother. 2012;18(2):169–74.

14. Mocroft A, Neuhaus J, Peters L, Ryom L, Bickel M, Grint D, et al. Hepatitis B and C co-infection are independent predictors of progressive kidney disease in HIV-positive, antiretroviral-treated adults. PLoS One. 2012;7(7):e40245.

15. Mweemba A, Zanolini A, Mulenga L, Emge D, Chi BH, Wandeler G, et al. Chronic hepatitis B virus coinfection is associated with renal impairment among Zambian HIV-Infected adults. Clin Infect Dis. 2014;59(12):1757–60.

16. Petersen J, Heyne R, Mauss S, Schlaak J, Schiffelholz W, Eisenbach C. Effectiveness of tenofovir for chronic hepatitis B in field practice – 2-year interim results from the prospective German Multicenter Non-Interventional Study (GEMINIS). J Hepatol. 2013(58):S313.

17. Heathcote EJ, Marcellin P, Buti M, Gane E, de Man RA, Krastev Z, et al. Three-year efficacy and safety of tenofovir disoproxil fumarate treatment for chronic hepatitis B. Gastroenterology. 2011;140(1):132–43.

18. Lampertico P, Soffredini R, Viganò M, Yurdaydin C, Idilman R, Papatheodoridis GV. 2-year effectiveness and safety of tenofovir in 302 NUC-naive patients with chronic hepatitis B: a multicentre European study in clinical practice. Dig Liver Dis. 2012;44(Suppl 1):S16–S17.

19. Marcellin P, Gane E, Buti M, Afdhal N, Sievert W, Jacobson IM, et al. Regression of cirrhosis during treatment with tenofovir disoproxil fumarate for chronic hepatitis B: a 5-year open-label follow-up study. Lancet. 2013;381(9865):468–75.

20. Liaw YF, Sheen IS, Lee CM, Akarca US, Papatheodoridis GV, Suet-Hing WF, et al. Tenofovir disoproxil fumarate (TDF), emtricitabine/TDF, and entecavir in patients with decompensated chronic hepatitis B liver disease. Hepatology. 2011;53(1):62–72.

21. Pan CQ, Trinh H, Yao A, Bae H, Lou L, Chan S. Efficacy and safety of tenofovir disoproxil fumarate in Asian-Americans with chronic hepatitis B in community settings. PLoS One. 2014;9(3):e89789.

22. de Vries-Sluijs TE, Reijnders JG, Hansen BE, Zaaijer HL, Prins JM, Pas SD, et al. Long-term therapy with tenofovir is effective for patients co-infected with human immunodeficiency virus and hepatitis B virus. Gastroenterology. 2010;139(6):1934–41.

23. Stohr W, Reid A, Walker S, Ssali F, Munderi P, Mambule I, et al. Glomerular dysfunction and associated risk factors over 4–5 years following antiretroviral therapy initiation in Africa. Antiviral Ther. 2011;16:1011–20.

24. Seto WK, Liu K, Wong DK, Fung J, Huang FY, Hung IF, et al. Patterns of hepatitis B surface antigen decline and HBV DNA suppression in Asian treatment-experienced chronic hepatitis B patients after three years of tenofovir treatment. J Hepatol. 2013;59(4):709–16.

25. Chang TT, Liaw YF, Wu SS, Schiff E, Han K, Lai CL, et al. Long-term entecavir therapy results in the reversal of fibrosis/cirrhosis and continued histological improvement in patients with chronic hepatitis B. Hepatology. 2010;52(3):886–93.

26. Tenney DJ, Rose RE, Baldick CJ, Pokornowski KA, Eggers BJ, Fang J, et al. Long-term monitoring shows hepatitis B virus resistance to entecavir in nucleoside-naive patients is rare through 5 years of therapy. Hepatology. 2009;49(5):1503–14.

27. Wong GL, Chan HL, Chan HY, Tse PC, Tse YK, Mak CW, et al. Accuracy of risk scores for patients with chronic hepatitis B receiving entecavir treatment. Gastroenterology. 2013;144(5):933–44.

28. Hosaka T, Suzuki F, Kobayashi M, Seko Y, Kawamura Y, Sezaki H, et al. Long-term entecavir treatment reduces hepatocellular carcinoma incidence in patients with hepatitis B virus infection. Hepatology. 2013;58(1):98–107.

29. Yokosuka O, Takaguchi K, Fujioka S, Shindo M, Chayama K, Kobashi H, et al. Long-term use of entecavir in nucleoside-naive Japanese patients with chronic hepatitis B infection. J Hepatol. 2010;52(6):791–9.

30. Yuen MF, Seto WK, Fung J, Wong DK, Yuen JC, Lai CL. Three years of continuous entecavir therapy in treatment-naive chronic hepatitis B patients: viral suppression, viral resistance, and clinical safety. Am J Gastroenterol. 2011;106(7):1264–71.

31. Seto WK, Lam YF, Fung J, Wong DK, Huang FY, Hung IF, et al. Changes of HBsAg and HBV DNA levels in Chinese chronic hepatitis B patients after 5 years of entecavir treatment. J Gastroenterol Hepatol. 2014;29(5):1028–34.

32. Lok AS, Trinh HN, Carosi G, Akarca US, Gadano A, Habersetzer F, et al. Entecavir (ETV) monotherapy for 96 weeks is comparable to combination therapy with ETV plus tenofovir (TDF) in nucleos(t)ide-naive patients with chronic hepatitis B (CHB): the BELOW study. Hepatology. 2011;54:471A.

33. Naicker S. End-stage renal disease in sub-Saharan and South Africa. Kidney Int Suppl. 2003(83):S119–22.

34. Murray KF, Szenborn L, Wysocki J, Rossi S, Corsa AC, Dinh P, et al. Randomized, placebo-controlled trial of tenofovir disoproxil fumarate in adolescents with chronic hepatitis B. Hepatology. 2012;56(6):2018–26.

35. Bonjoch A, Echeverria P, Perez-Alvarez N, Puig J, Estany C, Clotet B, et al. High rate of reversibility of renal damage in a cohort of HIV-infected patients receiving tenofovir-containing antiretroviral therapy. Antiviral Res. 2012;96(1):65–9.

36. Consolidated guidelines on the use of antiretroviral drugs for treating and preventing HIV infection: recommendations for a public health approach. Geneva: World Health Organization; 2013.

CHAPTER 9.3

1. Lozano R, Naghavi M, Foreman K, Lim S, Shibuya K, Aboyans V, et al. Global and regional mortality from 235 causes of death for 20 age groups in 1990 and 2010: a systematic analysis for the Global Burden of Disease Study 2010. Lancet. 2012;380(9859):2095–128.

2. Zhang BH, Yang BH, Tang ZY. Randomized controlled trial of screening for hepatocellular carcinoma. J Cancer Res Clin Oncol. 2004;130(7):417–22.

3. Chen JG, Parkin DM, Chen QG, Lu JH, Shen QJ, Zhang BC, et al. Screening for liver cancer: results of a randomised controlled trial in Qidong, China. J Med Screen. 2003;10(4):204–9.

4. Yang B, Zhang B, Tang Z, Yang B, Zhang B, Tang Z. [Randomized controlled prospective study of secondary prevention for primary liver cancer]. [Chinese]. Chung-Hua i Hsueh Tsa Chih [Chinese Medical Journal]. 1999;79(12):887–9.

5. Yang B, Zhang B, Xu Y, Yang B, Zhang B, Xu Y. [A prospective study of early detection for primary liver cancer]. [Chinese]. Chung-Hua Chung Liu Tsa Chih [Chinese Journal of Oncology]. 1996;18(6):442–4.

6. Yang B, Zhang B, Xu Y, Wang W, Shen Y, Zhang A, et al. Prospective study of early detection for primary liver cancer. J Cancer Res Clin Oncol. 1997;123(6):357–60.

7. Zhang B, Yang B. [Evaluation of surveillance for high-risk population of liver cancer in Shanghai]. Zhong Guo Zhong Liu. 2001;10:199–203.

8. Han KH, Kim DY, Park JY, Ahn SH, Kim J, Kim SU, et al. Survival of hepatocellular carcinoma patients may be improved in surveillance interval not more than 6 months compared with more than 6 months: a 15-year prospective study. J Clin Gastroenterol. 2013;47(6):538–44.

9. Kim DY HK, Ahn SH, Paik YH, Lee KS, Chon CY, Moon YM. Semiannual surveillance for hepatocellular carcinoma improved patient survival compared to annual surveillance (Korean experience). Hepatology. 2007;46(1):403A.

10. Sherman M, Peltekian KM, Lee C, Sherman M, Peltekian KM, Lee C. Screening for hepatocellular carcinoma in chronic carriers of hepatitis B virus: incidence and prevalence of hepatocellular carcinoma in a North American urban population. Hepatology. 1995;22(2):432–8.

11. Gounder BP. Comparing the cost of screening for hepatocellular carcinoma in persons with chronic hepatitis B virus infection by ultrasound alone versus a two-step approach using alpha-fetoprotein followed by ultrasound. Hepatology. 2013;58 (Suppl.1):388A–9A.

12. Romero AM. Cost effectiveness analysis of a clinical pathway for the surveillance of hepatocarcinoma in Colombia. Value in Health. 2010;13:A40.

13. Coon JTR. Surveillance of cirrhosis for hepatocellular carcinoma: systematic review and economic analysis. Health Technol Assess. 2007;11:iii–135.

14. Aghoram R, Cai P, Dickinson JA, Aghoram R, Cai P, Dickinson JA. Alpha-foetoprotein and/or liver ultrasonography for screening of hepatocellular carcinoma in patients with chronic hepatitis B. [Review][Update of Cochrane Database Syst Rev. 2003;(2):CD002799; PMID: 12804438]. Cochrane Database Syst Rev. 2012;9:CD002799.

15. McMahon BJ, Bulkow L, Harpster A, Snowball M, Lanier A, Sacco F, et al. Screening for hepatocellular carcinoma in Alaska natives infected with chronic hepatitis B: a 16-year population-based study. Hepatology. 2000;32(4 Pt 1):842–6.

16. Kansagara D, Papak J, Pasha AS, O'Neil M, Freeman M, Relevo R, et al. Screening for hepatocellular carcinoma in chronic liver disease: a systematic review. Ann Intern Med. 2014;161(4):261–9.

17. Tong MJ, Sun HE, Hsien C, Lu DS. Surveillance for hepatocellular carcinoma improves survival in Asian-American patients with hepatitis B: results from a community-based clinic. Dig Dis Sci. 2010;55:826–35.

18. Yu EW, Chie WC, Chen TH. Does screening or surveillance for primary hepatocellular carcinoma with ultrasonography improve the prognosis of patients? Cancer J. 2004;10(5):317–25.

19. Chen JD, Yang HI, Iloeje UH, You SL, Lu SN, Wang LY, et al. Carriers of inactive hepatitis B virus are still at risk for hepatocellular carcinoma and liver-related death. Gastroenterology. 2010;138(5):1747–54.

20. Chen CF, Lee WC, Yang HI, Chang HC, Jen CL, Iloeje UH, et al. Changes in serum levels of HBV DNA and alanine aminotransferase determine risk for hepatocellular carcinoma. Gastroenterology. 2011;141(4):1240–8.

21. Chen CJ, Yang HI. Natural history of chronic hepatitis B REVEALed. J Gastroenterol Hepatol. 2011;26(4):628–38.

22. Chen CJ, Yang HI, Su J, Jen CL, You SL, Lu SN, et al. Risk of hepatocellular carcinoma across a biological gradient of serum hepatitis B virus DNA level. J Am MedAssoc. 2006;295(1):65–73.

23. Loomba R, Liu J, Yang HI, Lee MH, Lu SN, Wang LY, et al. Synergistic effects of family history of hepatocellular carcinoma and hepatitis B virus infection on risk for incident hepatocellular carcinoma. Clin Gastroenterol Hepatol. 2013;11(12):1636–45.

24. Nakazawa T, Shibuya A, Takeuchi A, Shibata Y, Hidaka H, Okuwaki Y, et al. Viral level is an indicator of long-term outcome of hepatitis B virus e antigen-negative carriers with persistently normal serum alanine aminotransferase levels. J Viral Hepat. 2011;18(7):e191–e199.

25. Papatheodoridis GV, Chrysanthos N, Hadziyannis E, Cholongitas E, Manesis EK. Longitudinal changes in serum HBV DNA levels and predictors of progression during the natural course of HBeAg-negative chronic hepatitis B virus infection. J Viral Hepat. 2008;15(6):434–41.

26. Wong GL, Wong VW. Risk prediction of hepatitis B virus-related hepatocellular carcinoma in the era of antiviral therapy. World J Gastroenterol. 2013;19(39):6515–22.

27. Tai DI, Lin SM, Sheen IS, Chu CM, Lin DY, Liaw YF. Long-term outcome of hepatitis B e antigen-negative hepatitis B surface antigen carriers in relation to changes of alanine aminotransferase levels over time. Hepatology. 2009;49(6):1859–67.

28. Yuen MF, Yuan HJ, Wong DK, Yuen JC, Wong WM, Chan AO, et al. Prognostic determinants for chronic hepatitis B in Asians: therapeutic implications. Gut. 2005;54(11):1610–14.

29. Ribes J, Cleries R, Rubio A, Hernandez JM, Mazzara R, Madoz P, et al. Cofactors associated with liver disease mortality in an HBsAg-positive Mediterranean cohort: 20 years of follow-up. Int J Cancer. 2006;119(3):687–94.

30. Seo SI, Choi HS, Choi BY, Kim HS, Kim HY, Jang MK. Coexistence of hepatitis B surface antigen and antibody to hepatitis B surface may increase the risk of hepatocellular carcinoma in chronic hepatitis B virus infection: a retrospective cohort study. J Med Virol. 2014;86(1):124–30.

31. Hann HW, Fu X, Myers RE, Hann RS, Wan S, Kim SH, et al. Predictive value of alpha-fetoprotein in the long-term risk of developing hepatocellular carcinoma in patients with hepatitis B virus infection--results from a clinic-based longitudinal cohort. Eur J Cancer. 2012;48(15):2319–27.

32. Yang R, Gui X, Xiong Y, Gao S, Zhang Y, Deng L, et al. Risk of liver-associated morbidity and mortality in a cohort of HIV and HBV coinfected Han Chinese. Infection. 2011;39(5):427–31.

33. Shimakawa Y, Yan HJ, Tsuchiya N, Bottomley C, Hall AJ. Association of early age at establishment of chronic hepatitis B infection with persistent viral replication, liver cirrhosis and hepatocellular carcinoma: a systematic review. PLoS One. 2013;8(7):e69430.

34. Yang HI, Yuen MF, Chan HL, Han KH, Chen PJ, Kim DY, et al. Risk estimation for hepatocellular carcinoma in chronic hepatitis B (REACH-B): development and validation of a predictive score. Lancet Oncol. 2011;12(6):568–74.

35. Yuen MF, Tanaka Y, Fong DY, Fung J, Wong DK, Yuen JC, et al. Independent risk factors and predictive score for the development of hepatocellular carcinoma in chronic hepatitis B. J Hepatol. 2009;50(1):80–8.

36. Wong VW, Chan SL, Mo F, Chan TC, Loong HH, Wong GL, et al. Clinical scoring system to predict hepatocellular carcinoma in chronic hepatitis B carriers. J Clin Oncol. 2010;28(10):1660–5.

37. Sherman M. Does hepatitis B treatment reduce the incidence of hepatocellular carcinoma? Hepatology. 2013;58(1):18–20.

CHAPTER 10

1. WHO. Hepatitis B vaccines. Wkly Epidemiol Rec. 2009;84:405–20.

2. Dumolard L. Implementation of newborn hepatitis B vaccination - worldwide, 2006. MMWR Morbid Mortal Wkly Rep. 2008;57:1249–52.

3. Levin CE, Nelson CM, Widjaya A, Moniaga V, Anwar C. The costs of home delivery of a birth dose of hepatitis B vaccine in a prefilled syringe in Indonesia. Bull World Health Organ. 2005;83(6):456–61.

4. Consolidated guidelines on the use of antiretroviral drugs for treating and preventing HIV infection: recommendations for a public health approach. Geneva: World Health Organization; 2013.

5. Goldstein ST, Zhou F, Hadler SC, Bell BP, Mast EE, Margolis HS. A mathematical model to estimate global hepatitis B disease burden and vaccination impact. Int J Epidemiol. 2005;34(6):1329–39.

6. Margolis HS, Coleman PJ, Brown RE, Mast EE, Sheingold SH, Arevalo JA. Prevention of hepatitis B virus transmission by immunization. An economic analysis of current recommendations. J Am Med Assoc. 1995;274(15):1201–8.

7. Beasley RP, Hwang LY, Lee GC, Lan CC, Roan CH, Huang FY, et al. Prevention of perinatally transmitted hepatitis B virus infections with hepatitis B immune globulin and hepatitis B vaccine. Lancet. 1983;2(8359):1099–102.

8. Chen DS. Toward the elimination and eradication of hepatitis B virus infection. J Gastroenterol Hepatol. 2010;25(1):19–25.

9. Chen DS. Hepatitis B vaccination: the key towards elimination and eradication of hepatitis B. J Hepatol. 2009;50(4):805–16.

10. del Canho R, Grosheide PM, Mazel JA, Heijtink RA, Hop WC, Gerards LJ, et al. Ten-year neonatal hepatitis B vaccination program, The Netherlands, 1982–1992: protective efficacy and long-term immunogenicity. Vaccine. 1997;15(15):1624–30.

11. Xu DZ, Yan YP, Choi BC, Xu JQ, Men K, Zhang JX, et al. Risk factors and mechanism of transplacental transmission of hepatitis B virus: a case–control study. J Med Virol. 2002;67(1):20–6.

12. Li XM, Yang YB, Hou HY, Shi ZJ, Shen HM, Teng BQ, et al. Interruption of HBV intrauterine transmission: a clinical study. World J Gastroenterol. 2003;9(7):1501–3.

13. van Zonneveld M, van Nunen AB, Niesters HG. Lamivudine treatment during pregnancy to prevent perinatal transmission of hepatitis B virus infection. J Viral Hepat. 2003;10(4):294–7.

14. Burk RD, Hwang LY, Ho GY, Shafritz DA, Beasley RP. Outcome of perinatal hepatitis B virus exposure is dependent on maternal virus load. J Infect Dis. 1994;170(6):1418–23.

15. Mandelbrot L, Landreau-Mascaro A, Rekacewicz C, Berrebi A, Benifla JL, Burgard M, et al. Lamivudine-zidovudine combination for prevention of maternal-infant transmission of HIV-1. JAMA. 2001;285(16):2083–93.

16. Xu WM, Cui YT, Wang L, Yang H, Liang ZQ, Li XM, et al. Lamivudine in late pregnancy to prevent perinatal transmission of hepatitis B virus infection: a multicentre, randomized, double-blind, placebo-controlled study. J Viral Hepat. 2009;16(2):94–103.

17. Yang S, Liu M, Wang L. [Effect of high viral hepatitis B virus DNA loads on vertical transmission of hepatitis B virus in late-pregnant women]. Zhonghua fu chan ke za zhi. 2008;43:329–31.

18. Zhang YF. The clinical observation of effect of lamivudine on interrupting mother to infant transmission of chronic HBV on 50 mothers. J Prat Obstet Gynecol. 2010;26:367–8.

19. Shi ZJ, Li XM, Yang YB, Ma L, editors. Clinical research on the interruption of mother to child transmission of HBV– a randomized, double-blind, placebo-control study. Unite for Site 6th Annual Global Health Conference, New Haven (CT): Yale University; 2009.

20. Guo YZ, Li SX, Ge SL, Wang JH. Effect of lamivudine treatment combined with active–passive immunization on interrupting mother to infant transmission of HBV. Clin Focus. 2008;23:1730–1.

21. Xiang GJ, Sun JW, Jiang SQ, Hu XB, Qu AL. Evaluation of therapeutic effect in HBV vertical transmission by lamivudine treatment combined with active–passive immunization for pregnant women. Chinese Prac Med. 2007;2:14–16.

22. Feng HF, Zhang SF. Effect on interruption of hepatitis B virus cervical transmission by lamivudine. J Appl Clin Pediatr. 2007;22:1019–20.

23. Li WF, Jiang R, Wei Z, Li Y. Clinical effect and safety of lamivudine in interruption of chronic HBV maternal to infant transmission. Chin Hepatol. 2006;11:106–7.

24. Han ZH, Chen YH, Li LW, Sun XW, Sun YG, Zhao H, et al. Effect and safety of preventing HBV vertical transmission by lamivudine treatment. Chinese J Intern Med. 2005;44:378.

25. Shi MF, Li XM, He J, Yang YB, Hou HY, Zhuang YL, et al. Study of lamivudine in interruption of HBV intrauterine infection. Clin Med Chin. 2005;21:77–8.

26. Chen R, Liu SR, Zhang SY, Tao CJ, Chen R, Liu Sr, et al. [Efficacy of telbivudine in blocking the vertical transmission and the safety observation of discontinuing treatment time after delivery on mother infected with HBV]. [Chinese]. Chung Hua Kan Tsang Ping Tsa Chih. 2012;20(9):703–4.

27. Han GR, Cao MK, Zhao W, Jiang HX, Wang CM, Bai SF, et al. A prospective and open-label study for the efficacy and safety of telbivudine in pregnancy for the prevention of perinatal transmission of hepatitis B virus infection. J Hepatol. 2011;55(6):1215–21.

28. Han GR, Jiang HX, Wang GJ, Yue X, Wang CM, Kan NY, et al. [Efficacy and safety of telbivudine in pregnant women to prevent perinatal transmission of hepatitis B virus]. Chung Hua Kan Tsang Ping Tsa Chih. 2012;20(3):201–5.

29. Han G-RZ. A study of the efficacy and safety of telbivudine in pregnancy for the prevention of perinatal transmission of hepatitis B virus infection. Hepatol Intern. 2010;4 (Suppl. 1):58.

30. Jiang HX, Han GR, Wang CM, Ji Y. [Maternal–fetal outcomes of lamivudine treatment administered during late pregnancy to highly viremic mothers with HBeAg+ chronic hepatitis B]. Zhonghua Gan Zang Bing Za Zhi. 2012;20(12):888–91.

31. Liu YW. Early application of telbivudine to block pregnant mother with high viral load of chronic HBV to child transmission. Hepatology. 2013;58 (Suppl. 1):664A.

32. Pan CZ. Real world data on the efficacy and safety of telbivudine (LDT) or lamivudine (LAM) use in late pregnancy for the prevention of perinatal transmission (VT) of hepatitis B virus (HBV) to the infants. Hepatology. 2012;56 (Suppl. 1):345A.

33. Tan PKC. Lamivudine in pregnancy: impact on hepatitis B flares and HBeAg seroconversion post partum. Hepatology. 2012;56 (Suppl. 1):335A.

34. Wu QS. Effective prevention of perinatal transmission of hepatitis B virus infection using telbivudine in high viral load patients: a retrospective study. Hepatology. 2013;58 (Suppl. 1):660A–1A.

35. Xiaowen S, Meiming P, Shun T, Quanxin W, Guohong D, Yingzi T, et al. Efficacy and safety of telbivudine in HBeAg positive pregnant woman to prevent vertical transmission: a prospective and open-labeled study. Hepatology. 2011;54:1017A.

36. Yi WL. The efficacy of lamivudine use in the second vs. third trimester of pregnancy in preventing vertical transmission of HBV in highly viremic mothers. Hepatology. 2013;58 (Suppl. 1):614A.

37. Yu M, Jiang Q, Ji Y, Jiang H, Wu K, Ju L, et al. The efficacy and safety of antiviral therapy with lamivudine to stop the vertical transmission of hepatitis B virus. Eur J Clin Microbiol Infect Dis. 2012;31(9):2211–18.

38. Yuen LA. Short duration of lamivudine for prevention of HBV transmission in pregnancy: lack of potency and selection of resistance mutations. Hepatology. 2013;58 (Suppl. 1):699A.

39. Zhang LJ, Wang L. [Blocking intrauterine infection by telbivudine in pregnant chronic hepatitis B patients]. Zhonghua Gan Zang Bing Za Zhi [Chinese Journal of Hepatology]. 2009;17:561–3.

40. Zhou YJ, Zheng JL, Pan HJ, Jiang S. [Efficacy and safety of telbivudine in pregnant chronic hepatitis B patients]. Zhonghua Gan Zang Bing Za Zhi [Chinese Journal of Hepatology]. 2011;19:861–2.

41. Greenup AJ, Tan PK, Nguyen V, Glass A, Davison S, Chatterjee U, et al. Efficacy and safety of tenofovir disoproxil fumarate in pregnancy to prevent perinatal transmission of hepatitis B virus. J Hepatol. 2014;61(3):502–7.

42. Pan CQ, Han GR, Jiang HX, Zhao W, Cao MK, Wang CM, et al. Telbivudine prevents vertical transmission from HBeAg-positive women with chronic hepatitis B. Clin Gastroenterol Hepatol. 2012;10(5):520–6.

43. Chen XQ, Yao ZC, Wu LP, Chen MC, Zhang YP, Wu Y. Clinical study on telbivudine in preventing mother-to-infant HBV transmission during the late pregnancy. J Clin Hepatol. 2011;27:1282–4.

44. Yao ZC, Chen MC, Liao YP, Wu Y, Li LY, Feng J. The efficacy and safety of telbivudine in blocking intrauterine hepatitis B viral transmission. J Clin Hepatol. 2011;4:259–61.

45. Cao MK, Han GR, Jiang HX, Sun M, Wang CM. Effect of telbivudine treatment on placenta HBV infection pregnant women with HBeAg+ HBV DNA high titer. J Clin Hepatol. 2011;37:419–21.

46. Zhang YF, Hu YH. [Efficacy and safety of telbivudine in preventing mother-to-infant HBV transmission]. ADRJ. 2010;12:157–9.

47. Nayeri UA, Werner EF, Han CS, Pettker CM, Funai EF, Thung SF, et al. Antenatal lamivudine to reduce perinatal hepatitis B transmission: a cost-effectiveness analysis. Am J Obstet Gynecol. 2012;207(3):231–7.

48. Tsai PJS. Cost effectiveness of antiviral therapies in the prevention of perinatal transmission of hepatitis B virus (HBV) in highly viremic women. Am J Obstet Gynecol. 2014;210 (1 Suppl):S229–S230.

49. Hung HF, Chen HH. Cost-effectiveness analysis of prophylactic Lamivudine use in preventing vertical transmission of hepatitis B virus infection. Pharmacoeconomics. 2011;29(12):1063–73.

50. Unal ER, Lazenby GB, Lintzenich AE, Simpson KN, Newman R, Goetzl L. Cost-effectiveness of maternal treatment to prevent perinatal hepatitis B virus transmission. Obstet Gynecol. 2011;118(3):655–62.

51. Xu WM, Cui YT, Wang L, Yang H, Liang Z-Q, Li M, et al. Efficacy and safety of lamivudine in late pregnancy for the prevention of mother-child transmission of hepatitis B: a multicentre, randomised, double-blind, placebo-controlled study. Hepatology. 2004;40 (4 Suppl 1):272A–273A.

52. Yu M, Jiang Q, Ji Y, Jiang H, Wu K, Ju L. A study of antiviral therapy with lamivudine beginning in the second or last trimester of pregnancy in preventing vertical transmission of hepatitis B virus. J Hepatol. 2011;54:S304–S305.

53. Han L, Zhang HW, Xie JX, Zhang Q, Wang HY, Cao GW. A meta-analysis of lamivudine for interruption of mother-to-child transmission of hepatitis B virus. World J Gastroenterol. 2011;17(38):4321–33.

54. Liu MH, Sheng YJ, Liu JY, Hu HD, Zhang QF, Ren H. Efficacy of telbivudine on interruption of hepatitis B virus vertical transmission: a meta-analysis. Ann Saudi Med. 2013;33(2):169–76.

55. Zhang H, Pan CQ, Pang Q, Tian R, Yan M, Liu X. Telbivudine or lamivudine use in late pregnancy safely reduces perinatal transmission of hepatitis B virus in real-life practice. Hepatology. 2014;60(2):468–76.

56. Consolidated guidelines on the use of antiretroviral drugs for treating and preventing HIV infection: recommendations for a public health approach: web annexes. Geneva: World Health Organization; 2013. (http://www.who.int/hiv/pub/guidelines/arv2013/annexes/en/, accessed 13 February 2015).

57. Brown RS, Jr, Verna EC, Pereira MR, Tilson HH, Aguilar C, Leu CS, et al. Hepatitis B virus and human immunodeficiency virus drugs in pregnancy: findings from the Antiretroviral Pregnancy Registry. J Hepatol. 2012;57(5):953–9.

58. Siberry G, Williams PL, Mendez H, Seage GR 33rd, Jacobson DL, Hazra R, et al.; Pediatric HIV/AIDS Cohort Study (PHACS). Safety of tenofovir use during pregnancy: early growth outcomes in HIV-exposed uninfected infants. AIDS. 2012;26(9):1151–9.

59. Vigano A, Mora S, Giacomet V, Stucchi S, Manfredini V, Gabiano C, et al. In utero exposure to tenofovir disoproxil fumarate does not impair growth and bone health in HIV-uninfected children born to HIV-infected mothers. Antivir Ther. 2011;16(8):1259–66.

60. Hill JB, Sheffield JS, Kim MJ, Alexander JM, Sercely B, Wendel GD. Risk of hepatitis B transmission in breast-fed infants of chronic hepatitis B carriers. Obstet Gynecol. 2002;99(6):1049–52.

61. Hill JB, Sheffield JS, Zeeman GG, Wendel GD, Jr. Hepatotoxicity with antiretroviral treatment of pregnant women. Obstet Gynecol. 2001;98(5 Pt 2):909–11.

62. Johnson MA, Moore KH, Yuen GJ, Bye A, Pakes GE. Clinical pharmacokinetics of lamivudine. Clin Pharmacokinet. 1999;36(1):41–66.

63. Yang YB, Li XM, Shi ZJ, Ma L. Pregnant woman with fulminant hepatic failure caused by hepatitis B virus infection: a case report. World J Gastroenterol. 2004;10(15):2305–6.

64. Rawal BK, Parida S, Watkins RP, Ghosh P, Smith H. Symptomatic reactivation of hepatitis B in pregnancy. Lancet. 1991;337(8737):364.

65. WHO guidelines for the screening, care and treatment of persons with hepatitis C infection. Geneva: World Health Organization; 2014.

66. The Alcohol, Smoking and Substance Involvement Screening Test (ASSIST): manual for use in primary care. Geneva: World Health Organization.

67. WHO guidelines on hand hygiene in health care. Geneva: World Health Organization; 2009.

68. Standard precautions in health care: Aide memoire. Geneva: World Health Organization; 2007.

69. WHO best practices for injections and related procedures toolkit. Geneva: World Health Organization; 2010.

70. WHO, UNODC, UNAIDS. Technical guide for countries to set targets for universal access to HIV prevention, treatment and care for injecting drug users. 2012 Revision. Geneva: World Health Organization; 2012.

71. Guidance on prevention of viral hepatitis B and C among people who inject drugs. Geneva: World Health Organization; 2012.

72. Prevention and treatment of HIV and other sexually transmitted infections among men who have sex with men and transgender people. Geneva: World Health Organization, Department of HIV/AIDS; 2011.

73. Prevention and treatment of HIV and other sexually transmitted infections for sex workers in low- and middle-income countries: recommendations for a public health approach. Geneva: World Health Organization; 2012.

CHAPTER 11

1. Hoffmann CJ, Thio CL. Clinical implications of HIV and hepatitis B co-infection in Asia and Africa. Lancet Infect Dis. 2007;7(6):402–9.

2. Easterbrook P, Sands A, Harmanci H. Challenges and priorities in the management of HIV/HBV and HIV/HCV coinfection in resource-limited settings. Semin Liver Dis. 2012;32(2):147–57.

3. Colin JF, Cazals-Hatem D, Loriot MA, Martinot-Peignoux M, Pham BN, Auperin A, et al. Influence of human immunodeficiency virus infection on chronic hepatitis B in homosexual men. Hepatology. 1999;29(4):1306–10.

4. Konopnicki D, Mocroft A, de Wit S, Antunes F, Ledergerber B, Katlama C, et al. Hepatitis B and HIV: prevalence, AIDS progression, response to highly active antiretroviral therapy and increased mortality in the EuroSIDA cohort. AIDS. 2005;19(6):593–601.

5. Puoti M, Spinetti A, Ghezzi A, Donato F, Zaltron S, Putzolu V, et al. Mortality for liver disease in patients with HIV infection: a cohort study. J Acquir Immune Defic Syndr. 2000;24(3):211–17.

6. Hawkins C, Christian B, Ye J, Nagu T, Aris E, Chalamilla G, et al. Prevalence of hepatitis B co-infection and response to antiretroviral therapy among HIV-infected patients in Tanzania. AIDS. 2013;27(6):919–27.

7. Wandeler G, Gsponer T, Bihl F, Bernasconi E, Cavassini M, Kovari H, et al. Hepatitis B virus infection is associated with impaired immunological recovery during antiretroviral therapy in the Swiss HIV cohort study. J Infect Dis. 2013;208(9):1454–8.

8. Zollner B, Petersen J, Puchhammer-Stockl E, Kletzmayr J, Sterneck M, Fischer L, et al. Viral features of lamivudine resistant hepatitis B genotypes A and D. Hepatology. 2004;39(1):42–50.

9. Benhamou Y, Bochet M, Thibault V, Di Martino V, Caumes E, Bricaire F, et al. Long-term incidence of hepatitis B virus resistance to lamivudine in human immunodeficiency virus-infected patients. Hepatology. 1999;30(5):1302–6.

10. Nunez M. Clinical syndromes and consequences of antiretroviral-related hepatotoxicity. Hepatology. 2010;52(3):1143–55.

11. Labarga P, Soriano V, Vispo ME, Pinilla J, Martin-Carbonero L, Castellares C, et al. Hepatotoxicity of antiretroviral drugs is reduced after successful treatment of chronic hepatitis C in HIV-infected patients. J Infect Dis. 2007;196(5):670–6.

12. DeSimone JA, Pomerantz RJ, Babinchak TJ. Inflammatory reactions in HIV-1-infected persons after initiation of highly active antiretroviral therapy. Ann Intern Med. 2000;133(6):447–54.

13. Shelburne SA, 3rd, Hamill RJ, Rodriguez-Barradas MC, Greenberg SB, Atmar RL, Musher DW, et al. Immune reconstitution inflammatory syndrome: emergence of a unique syndrome during highly active antiretroviral therapy. Medicine. 2002;81(3):213–27.

14. Lacombe K, Rockstroh J. HIV and viral hepatitis coinfections: advances and challenges. Gut. 2012;61:47–58.

15. Ni JD, Xiong YZ, Wang XJ, Xiu LC. Does increased hepatitis B vaccination dose lead to a better immune response in HIV-infected patients than standard dose vaccination: a meta-analysis? Int J STD AIDS. 2013;24(2):117–22.

16. Consolidated guidelines on the use of antiretroviral drugs for treating and preventing HIV infection: recommendations for a public health approach. Geneva: World Health Organization; 2013.

17. deVries-Sluijs TE, Reijnders JG, Hansen BE, Zaaijer HL, Prins JM, Pas SD, et al. Long-term therapy with tenofovir is effective for patients co-infected with human immunodeficiency virus and hepatitis B virus. Gastroenterology. 2010;139(6):1934–41.

18. Plaza Z, Aguilera, A, Mena A, Vispo, E, Sierra-Enguita R, Tome S, et al. Influence of HIV infection on response to tenofovir in patients with chronic hepatitis B. AIDS. 2013;27(14):2219–24.

19. Hughes SA, Wedemeyer H, Harrison PM. Hepatitis delta virus. Lancet. 2011;378(9785):73–85.

20. Yurdaydin C, Idilman R, Bozkaya H, Bozdayi AM. Natural history and treatment of chronic delta hepatitis. J Viral Hepat. 2010;17(11):749–56.

21. Caredda F, Antinori S, Pastecchia C, Coppin P, Palla M, Ponzetto A, et al. Incidence of hepatitis delta virus infection in acute HBsAg-negative hepatitis. J Infect Dis. 1989;159(5):977–9.

22. Smedile A, Farci P, Verme G, Caredda F, Cargnel A, Caporaso N, et al. Influence of delta infection on severity of hepatitis B. Lancet. 1982;2(8305):945–7.

23. Farci P, Smedile A, Lavarini C, Piantino P, Crivelli O, Caporaso N, et al. Delta hepatitis in inapparent carriers of hepatitis B surface antigen. A disease simulating acute hepatitis B progressive to chronicity. Gastroenterology. 1983;85(3):669–73.

24. Bortolotti F, Di Marco V, Vajro P, Crivellaro C, Zancan L, Nebbia G, et al. Long-term evolution of chronic delta hepatitis in children. J Pediatr. 1993;122(5 Pt 1):736–8.

25. Farci P, Barbera C, Navone C, Bortolotti F, Vajro P, Caporaso N, et al. Infection with the delta agent in children. Gut. 1985;26(1):4–7.

26. Le Gal F, Gordien E, Affolabi D, Hanslik T, Alloui C, Deny P, et al. Quantification of hepatitis delta virus RNA in serum by consensus real-time PCR indicates different patterns of virological response to interferon therapy in chronically infected patients. J Clin Microbiol. 2005;43(5):2363–9.

27. Richmann DD WR, Hayden FG, Eds. Clinical virology: Hepatitis delta virus. Washington DC: ASM Press; 2002:1227–40.

28. Yamashiro T, Nagayama K, Enomoto N, Watanabe H, Miyagi T, Nakasone H, et al. Quantitation of the level of hepatitis delta virus RNA in serum, by real-time polymerase chain reaction–and its possible correlation with the clinical stage of liver disease. J Infect Dis. 2004;189(7):1151–7.

29. Farci P. Treatment of chronic hepatitis D: new advances, old challenges. Hepatology. 2006;44(3):536–9.

30. Niro GA, Rosina F, Rizzetto M. Treatment of hepatitis D. J Viral Hepat.. 2005;12(1):2-9.

31. Di Marco V, Giacchino R, Timitilli A, Bortolotti F, Crivellaro C, Calzia R, et al. Long-term interferon-alpha treatment of children with chronic hepatitis delta: a multicentre study. J Viral Hepat. 1996;3(3):123–8.

32. Dalekos GN, Galanakis E, Zervou E, Tzoufi M, Lapatsanis PD, Tsianos EV. Interferon-alpha treatment of children with chronic hepatitis D virus infection: the Greek experience. Hepatogastroenterology. 2000;47(34):1072–6.

33. Abbas Z, Khan MA, Salih M, Jafri W. Interferon alpha for chronic hepatitis D. Cochrane Database Syst Rev. 2011(12):CD006002.

34. Lau DT, Doo E, Park Y, Kleiner DE, Schmid P, Kuhns MC, et al. Lamivudine for chronic delta hepatitis. Hepatology. 1999;30(2):546–9.

205

35. Pontisso P, Ruvoletto MG, Fattovich G, Chemello L, Gallorini A, Ruol A, et al. Clinical and virological profiles in patients with multiple hepatitis virus infections. Gastroenterology. 1993;105(5):1529–33.

36. Liu CJ, Liou JM, Chen DS, Chen P J.Natural course and treatment of dual hepatitis B virus and hepatitis C virus infections. J Formos Med Assoc Taiwan. 2005;104(11):783–91.

37. Chu CJ, Lee SD. Hepatitis B virus/hepatitis C virus coinfection: epidemiology, clinical features, viral interactions and treatment. J Gastroenterol Hepatol. 2008;23(4):512–20.

38. Potthoff A, Wedemeyer H, Boecher WO, Berg T, Zeuzem S, Arnold J, et al. The HEP-NET B/C co-infection trial: a prospective multicenter study to investigate the efficacy of pegylated interferon-alpha 2b and ribavirin in patients with HBV/HCV co-infection. J Hepatol. 2008;49(5):688–94.

39. Liu CJ, Chen PJ, Lai MY, Kao JH, Jeng YM, Chen DS. Ribavirin and interferon is effective for hepatitis C virus clearance in hepatitis B and C dually infected patients. Hepatology. 2003;37(3):568–76.

40. Zhou J, Dore GJ, Zhang F, Lim PL, Chen YM; TREAT Asia HIV Observational Database. Hepatitis B and C virus coinfection in The TREAT Asia HIV Observational Database. J Gastroenterol Hepatol. 2007;22(9):1510–18.

41. Saitta C, Pontisso P, Brunetto MR, Fargion S, Gaeta GB, Niro GA, et al. Virological profiles in hepatitis B virus/hepatitis C virus coinfected patients under interferon plus ribavirin therapy. Antiviral Ther. 2006;11(7):931–4.

42. Guidelines for the screening, care and treatment of persons with hepatitis C infection. Geneva: World Health Organization; 2014.

43. Getahun H, Gunneberg C, Sculier D, Verster A, Raviglione M. Tuberculosis and HIV in people who inject drugs: evidence for action for tuberculosis, HIV, prison and harm reduction services. Curr Opin HIV AIDS. 2012;7(4):345–53.

44. Getahun H, Baddeley A, Raviglione M. Managing tuberculosis in people who use and inject illicit drugs. Bull World Health Organ. 2013;91(2):154–6.

45. Blal CA, Passos SRL, Horn C, Georg I, Bonecini-Almeida MG, Rolla VC, et al. High prevalence of hepatitis B virus infection among tuberculosis patients with and without HIV in Rio de Janeiro, Brazil. Eur J Clin Microbiol Infect Dis. 2005;24:41–3.

46. Patel PA, Voigt MD. Prevalence and interaction of hepatitis B and latent tuberculosis in Vietnamese immigrants to the United States. Am J Gastroenterol. 2002;97(5):1198–203.

47. Sirinak C, Kittikraisak W, Pinjeesekikul D, Charusuntonsri P, Luanloed P, Srisuwanvilai L, et al. Viral hepatitis and HIV-associated tuberculosis: risk factors and TB treatment outcomes in Thailand. BMC Public Health. 2008;8:245.

48. Padmapriyadarsini C, Chandrabose J, Victor L, Hanna LE, Arunkumar N, Swaminathan S. Hepatitis B or hepatitis C co-infection in individuals infected with human immunodeficiency virus and effect of anti-tuberculosis drugs on liver function. J Postgrad Med. 2006;52:92–6.

49. Tassopoulos NC, Papaevangelou GJ, Sjogren MH, Roumeliotou-Karayannis A, Gerin JL, Purcell RH. Natural history of acute hepatitis B surface antigen-positive hepatitis in Greek adults. Gastroenterology. 1987;92(6):1844–50.

50. Tillmann HL, Hadem J, Leifeld L, Zachou K, Canbay A, Eisenbach C, et al. Safety and efficacy of lamivudine in patients with severe acute or fulminant hepatitis B, a multicenter experience. J Viral Hepat. 2006;13(4):256–63.

51. Neumann H, Malfertheiner P, Csepregi A. Tenofovir disoproxil fumarate in severe acute hepatitis B. Z Gastroenterol. 2008;46:A74.

52. Tillmann HL, Zachou K, Dalekos GN. Management of severe acute to fulminant hepatitis B: to treat or not to treat or when to treat? Liver Int. 2012;32(4):544–53.

53. Jonas MM, Block JM, Haber BA, Karpen SJ, London WT, Murray KF, et al. Treatment of children with chronic hepatitis B virus infection in the United States: patient selection and therapeutic options. Hepatology. 2010;52(6):2192–205.

54. Jonas MM, Little NR, Gardner SD, International Pediatric Lamivudine Investigator G. Long-term lamivudine treatment of children with chronic hepatitis B: durability of therapeutic responses and safety. J Viral Hepat. 2008;15(1):20–7.

55. Jonas MM, Kelly D, Pollack H, Mizerski J, Sorbel J, Frederick D, et al. Safety, efficacy, and pharmacokinetics of adefovir dipivoxil in children and adolescents (age 2 to <18 years) with chronic hepatitis B. Hepatology. 2008;47(6):1863–71.

56. Sokal EM, Kelly D, Wirth S, Mizerski J, Dhawan A, Frederick D. The pharmacokinetics and safety of adefovir dipivoxil in children and adolescents with chronic hepatitis B virus infection. J Clin Pharmacol. 2008;48(4):512–17.

57. Hepatitis B vaccines. Wkly Epidemiol Rec. 2009;84:405–20.

58. Graham S, Guy RJ, Cowie B, Wand HC, Donovan B, Akre SP, et al. Chronic hepatitis B prevalence among Aboriginal and Torres Strait Islander Australians since universal vaccination: a systematic review and meta-analysis. BMC Infect Dis. 2013;13:403.

59. Batham A. Systematic review and meta-analysis of prevalence of hepatitis B in India. Indian Pediatr. 2007;44:663–74.

60. Scott JD. Chronic liver disease in aboriginal North Americans. World J Gastroenterol. 2008;14(29):4607–15.

61. McMahon BJ. Viral hepatitis in the Arctic. Int J Circumpolar Health. 2004;63(suppl 2):41–8.

CHAPTER 12

1. Monitoring the building blocks of health systems: a handbook of indicators and their measurement strategies. Geneva: World Health Organization; 2010.

2. A framework for national health policies, strategies and plans. Geneva: World Health Organization; 2010.